Pilates – Zauber der Körpermitte

Yoga – Meditation in Bewegung

Zum Nachschlagen

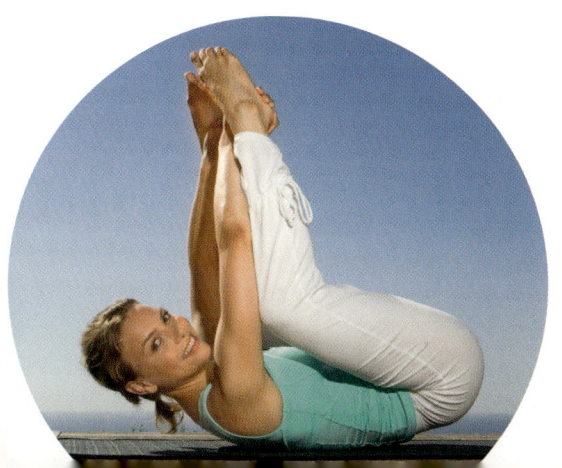

Achtsam und clever
mit dem Körper umgehen

Dieses Buch will Sie anregen, neugierig, aufmerksam und zudem noch clever mit Ihrem Körper umzugehen. Dafür haben sich mit Yoga und Pilates zwei Partner gefunden, die sich gegenseitig hervorragend unterstützen.

Pilates ist die Garantie für eine positive, sportliche Ausstrahlung. Nicht umsonst ist es die effektivste Methode für einen flachen Bauch, eine schmale Taille und eine schöne, aufgerichtete Haltung. Auch Yoga sorgt für einen kraftvollen und geschmeidigen Körper. Überdies ist der Yoga-Weg eine faszinierende Entdeckungsreise ins eigene Innere. Dieses Buch wird Ihnen Yoga und Pilates genauer vorstellen, vor allem werden Sie beide am eigenen Körper erproben können. Wer schon Erfahrung hat, kann mit wenigen Pilates-Übungen seine Yoga-Praxis bereichern oder aber mit bestimmten Yoga-Techniken das Pilates-Training vervollständigen. Gleichzeitig bietet das Buch für Übende jeden Levels eine sinnvolle Kombination aus beidem: ein einzigartiges Übungsprogramm, das alle Vorteile eines ausgeklügelten Körpertrainings erfüllt und in puncto innere Harmonie sogar noch darüber hinausgeht. Mir liegt es am Herzen, Sie mit meiner Begeisterung für Yoga und Pilates gleichermaßen anzustecken und mit Ihnen mein Wissen und meine Erfahrung zu teilen. Ich wünsche Ihnen viel Freude beim Üben!

Christiane Wolff

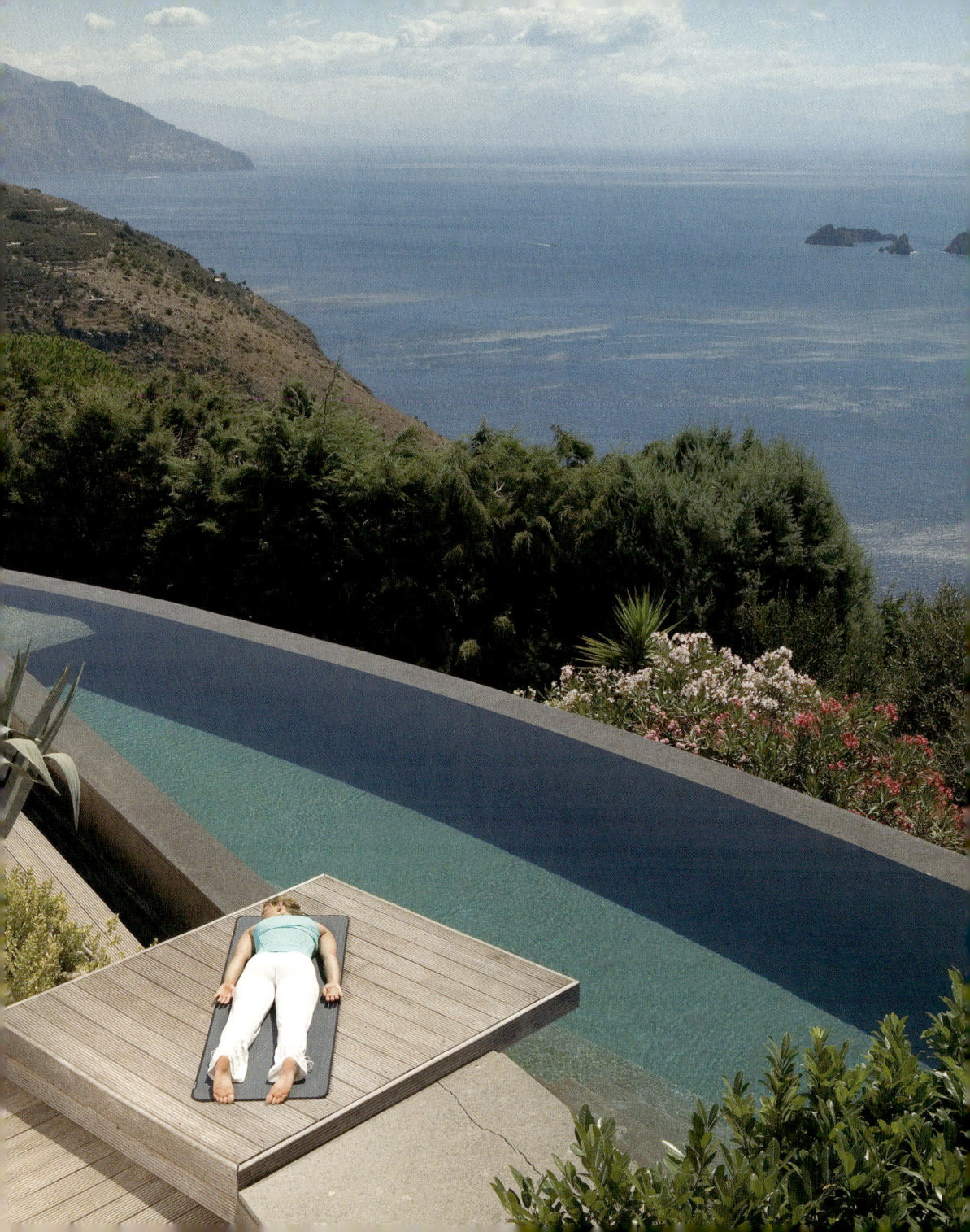

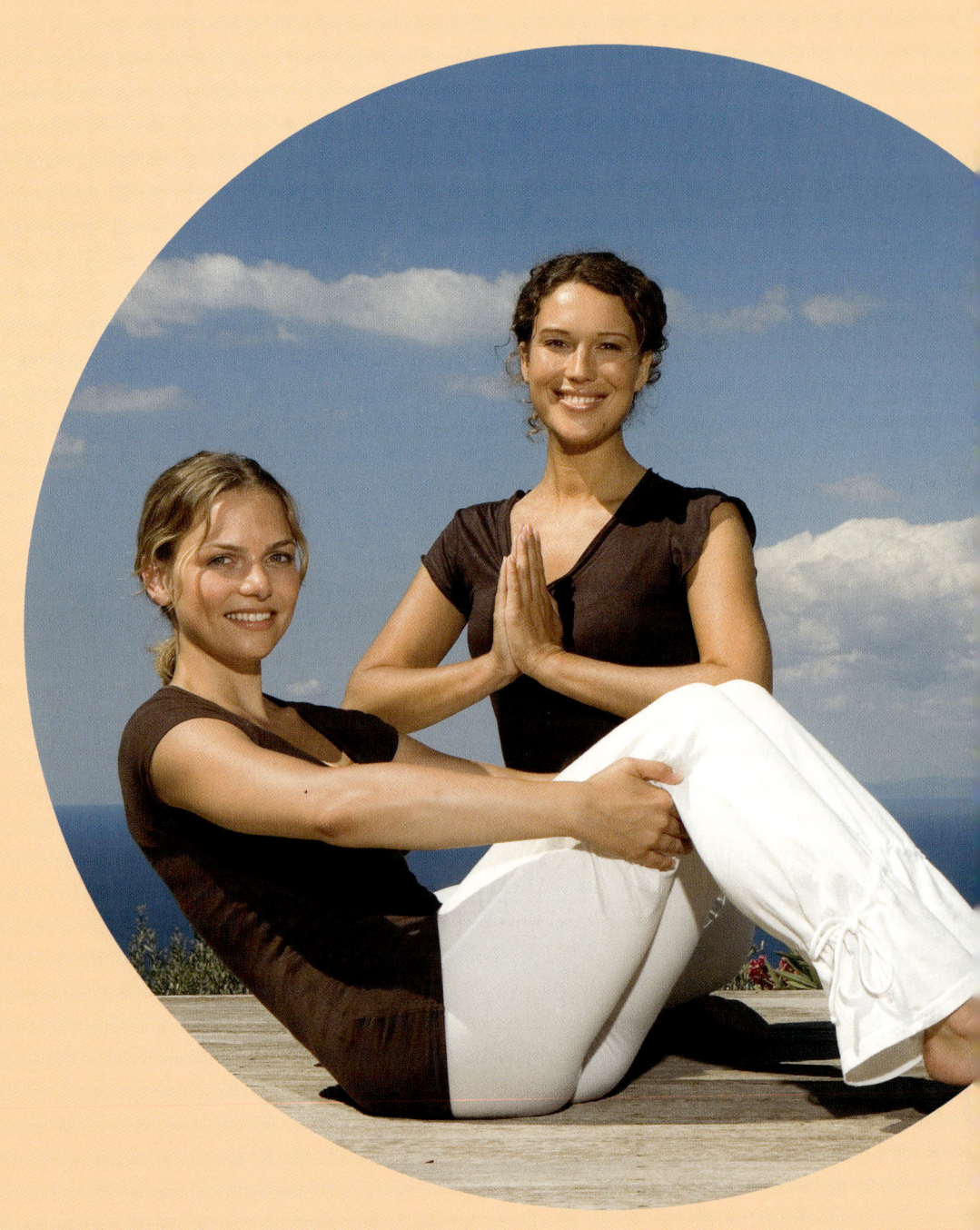

PILATES UND YOGA – KRAFT UND HARMONIE

Pilates ist ein ganzheitliches Training, bei dem Sie Wertvolles über Ihren Körper, das Zusammenspiel der Muskeln und die perfekte Ausrichtung erfahren. Yoga ist eine sehr alte Methode für die Harmonisierung von Körper, Geist und Seele. Kombiniert sind die beiden unschlagbar: Sie schenken Ihnen einen straffen, beweglichen, aufrechten Körper, innere Harmonie sowie Gelassenheit im Alltag.

Das Beste aus zwei Welten

Körpertraining allein bringt viel. Es mit Entspannung, Atembewusstsein und innerer Gelassenheit zu verbinden bringt noch mehr: Effizienz für das Training und Kraft für den Alltag.

Yoga ist die vielleicht schönste Form der bewussten Auseinandersetzung mit sich selbst. Es stärkt den Körper und lässt Sie zugleich gelassener und heiterer durchs Leben gehen. Pilates ist die effektivste Methode, den Körper zu kräftigen, die Ausrichtung der Wirbelsäule zu korrigieren sowie Haltung und Koordination zu verbessern.

Gut + gut = YogaPilates

Kombiniert man beide Übungsmethoden, erhält man ein kraftvolles Instrument, von dem Körper und Geist gleichermaßen profitieren. Wer bereits Yoga oder Pilates praktiziert, wird erleben, wie die jeweils andere Methode das Üben ergänzt und vervollständigt. Die Übungen in diesem Buch und auf der beiliegenden DVD werden Sie Schritt für Schritt mit dem YogaPilates-Programm vertraut machen. So können Sie die positiven Wirkungen beider Übungssysteme einfach am eigenen Körper erleben.

Im Folgenden werden Sie zunächst die Grundlagen von Pilates und Yoga näher kennenlernen.

Die Pilates-Essenz

Die ersten Erfolge der Pilates-Methode genoss der Erfinder selbst: Joseph Hubertus Pilates war Asthmatiker und musste als kränkliches Kind schmerzhaft erfahren, was körperliche Unterlegenheit bedeutet. Frühzeitig begann er, sich selbst so zu trainieren, dass von seiner Schwäche bald nichts mehr zu spüren war.

Nach Experimenten mit vielen Bewegungs- und Sportformen entwickelte er sein eigenes System, das er »Contrology« nannte. Als größte Schwachstelle des Körpers definierte Pilates dabei die Labilität des unteren Rückens. Damit war die Idee geboren, die Körpermitte gezielt zu kräftigen und jede Bewegung aus diesem Kraftzentrum heraus einzuleiten und zu führen. Inspiriert von fernöstlichen Trainingsformen kreierte er über Jahre hinweg eine Übungstechnik, die sich durch kontrollierte und präzise

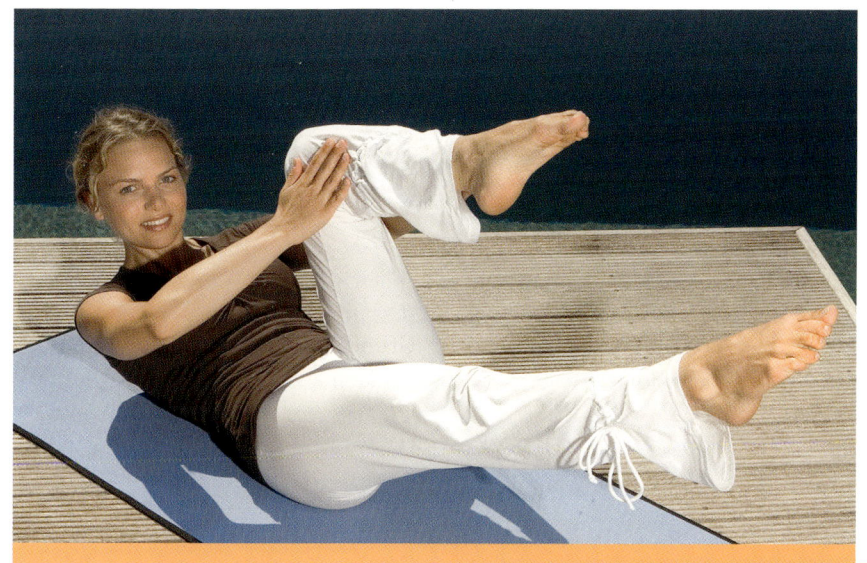

Präzision
im Bewegungs-
ablauf – das
macht Pilates
so effektiv.

Bewegungsabläufe zu einem festen Atemrhythmus auszeichnet.

Die Pilates-Prinzipien

Essenziell für den Erfolg der Pilates-Methode sind die Prinzipien, die sich bis heute kaum verändert haben – trotz aller Modernisierungen, die diese Körperarbeit erfahren hat. Es sind festgelegte Grundsätze, die in jeder Übung angewendet werden. Damit verfügen Sie über ein Kontrollsystem, mit dem Sie Ihre Bewegungen jederzeit harmonisieren und Ihren Körper perfekt ausrichten können. Es gilt einen sicheren Blick für wertvolle Details zu entwickeln. So verbessern Sie Ihr Körperbewusstsein und decken nach und nach belastende Hal-

tungs- und Bewegungsmuster auf. Denn Veränderungen zum Guten hin beginnen immer mit einer differenzierteren Wahrnehmung.

Konzentration und Atmung

Der Atem ist der rote Faden Ihres Pilates-Trainings. Atem und Bewegung laufen stets zusammen. Die Betonung liegt dabei auf der Ausatmung durch den Mund. Eine verstärkte Ausatmung aktiviert nämlich die Muskulatur Ihres Körperzentrums, verbessert die Bewegungsqualität und wirkt entsäuernd und entlastend. Sie ist zudem die Basis für eine gute Einatmung, die ausreichend Sauerstoff in den Körper bringt.
Um in jeder Phase des Trainings Atmung und Bewegung aufeinander

abzustimmen, ist Ihre Konzentration gefragt. Lenken Sie sie auf die aktuelle Bewegung – und diese wird zum Mittelpunkt Ihrer Gedanken.

Kontrolle und Zentrierung

In unserer sensiblen Körpermitte tanzen nicht nur zu gegebener Zeit die Schmetterlinge, sie ist auch unser Kraft- und Energiezentrum. Pilates nannte es Powerhouse, die Kontroll- und Entwicklungszentrale für lockere und entspannte Bewegungen, selbst bei schwierigen Übungen. Da dieser Bereich bei jeder Pilates-Übung angesprochen wird, werden alle tiefliegenden Muskeln des Bauchraums sowie der Beckenboden trainiert. Sie müssen kraftvoll, aber eben auch geschmeidig zusammenarbeiten.

Präzise Ausrichtung des Körpers

Ein regelmäßiges Pilates-Training wird man Ihnen auf den ersten Blick ansehen. Durch die perfekte Ausrichtung Ihres Körpers während des Trainings entwickeln Sie schon nach kurzer Zeit eine symmetrische Haltung, gepaart mit sichtbarer Spannkraft. Sie lernen, Ihre Wirbelsäule wieder in ihrer natürlichen Wellenform aufzurichten, das Becken auszubalancieren sowie gezielt Schultern und Nacken zu entlasten.

Bewegungsfluss in Länge und Weite

Ein optimal trainiertes Körperzentrum eröffnet Ihnen physisch neue Dimensionen. Stabilisieren Ihre tiefen Bauch- und Rückenmuskeln nämlich gekonnt die Wirbelsäule, werden raumgreifende Bewegungen mit Leichtigkeit möglich. Verspannte oberflächliche Muskeln lernen loszulassen, wenn längst vergessene tiefer liegende Muskeln wieder arbeiten. Gleitende und fließende Bewegungen sind der Beweis für eine harmonische Teamarbeit Ihrer Muskeln.

Lockerheit und Entspannung

»So wenig wie möglich, aber immer so viel wie nötig«, formulierte Pilates einen Leitsatz seiner Methode. Keine vorgeschriebene Zahl von Wiederholungen ist das Ziel, sondern die hohe Qualität jeder einzelnen Bewegung. Das wiederum fordert Ihre Bereitschaft, in sich hineinzuspüren, sowie einen angemessenen Umgang mit Ihren physischen und psychischen

Ressourcen. Eine ausgeglichene Haltung, fließende Bewegungen mit der notwendigen Anspannung, aber auch der möglichen Lockerheit sind der äußere Ausdruck eines inneren Gleichgewichts.

Die Welt des Yoga

Das Wort »Yoga« leitet sich aus der indogermanischen Sprachwurzel »Yuj« ab, was so viel wie »anschirren« oder »verbinden« heißt. Im Yoga wird also ein Gespann gebildet, eine harmonische Verbindung zwischen Körper, Atem und Geist. Diese Verbindung geht uns im Alltag häufig verloren. Die Folgen können organische Erkrankungen sein; die Energieversorgung durch den Atem wird eingeschränkt, möglicherweise sind wir zerstreut, unruhig oder unzufrieden. Die vielfältigen Übungen des Yoga bieten hier Linderung.

Hatha-Yoga

Hatha ist die jüngste Yoga-Richtung, die sich vor allem auf die Körperstellungen, die sogenannten Asanas, konzentriert. Das alte indische Weltbild fußt auf der Vorstellung, dass alles miteinander verwoben ist. Überall ist das Göttliche vorhanden, auch in unserem Körper. Er speichert jede Erfahrung, jedes Gefühl, alles, was uns widerfährt. Der Körper ist der »Ort der Wahrheit«. Sich bewusst mit ihm auseinanderzusetzen kann zu

Körper und Geist in Yoga und Pilates

Joseph **Pilates** war ein Pionier. Vor 100 Jahren dachte noch kaum jemand, dass Körper und Geist eng zusammenhängen. Pilates aber war schon damals fest davon überzeugt, dass es da tiefgreifende Verbindungen gibt. Daher war es ihm auch besonders wichtig, Atem und Bewegung bewusst zu koordinieren – mit gebündelter Aufmerksamkeit, entspannt, aber konzentriert. Seine Übungen wurden dadurch gleich viel effektiver – und sind es bis heute.

Im **Yoga** ist eine der wichtigsten Übungen das bloße wertfreie Beobachten. Während der Übende den Körper und den Atem aufmerksam wahrnimmt, lernt er, die Dinge einfach so zu sehen, wie sie sind. Nach einiger Zeit lässt sich das auf das gesamte Leben übertragen und ermöglicht es, auf angemessene, ausgeglichene, sichere und sensible Weise zu handeln.

Im **YogaPilates** kommen beide Aspekte zusammen und verbinden sich zu einem wirkungsvollen Werkzeug.

einer Art Lebenstraining werden. Wir verstehen dann immer besser unsere Gefühle, unser Denken und Handeln. Damit ist jede Yoga-Haltung weit mehr als Gymnastik, Stretching oder Workout, obwohl Yoga deren positive Wirkungen durchaus beinhaltet.

Harmonie der Polaritäten

Das Wort Hatha leitet sich von »ha« und »tha« für Sonne und Mond her. Diese beiden stehen symbolisch für zwei entgegengesetzte Energien, die auch in jedem Menschen vorhanden sind. Die Sonne symbolisiert die männlichen, aktiven Qualitäten und das rationale Bewusstsein. Der Mond steht für das weibliche, intuitive und empfangende Prinzip, für den Bereich der Träume und Emotionen. Das Gleichgewicht dieser Kräfte ist der Schlüssel zum Wohlbefinden, zur Gesundheit und sogar zum Glück. Zur Harmonisierung beider Seiten werden im Yoga die Gegensätze ausbalanciert: Auf anregende, hitzige Körperhaltungen folgen passive, entspannende Übungsphasen und besänftigende Stille. Vorbeugen wechseln mit Rückbeugen ab, fließende Bewegungen

mit lang gehaltenen Positionen. Der Weg zu dieser Harmonisierung fordert angemessene Disziplin und regelmäßiges Üben.

Der Atem verbindet innen und außen

Der Atem ist unser lebenslanger Begleiter. Idealerweise durchflutet er den Körper je nach Situation in größeren oder kleineren Wellen, massiert dabei die Organe, richtet die Wirbelsäule auf, entspannt oder tonisiert die Muskulatur.

In Ihrer Yoga-Praxis werden Sie zunächst Ihren Atem genau beobachten. Das ist der erste Schritt, den Körper besser kennenzulernen. Atembewusstsein verleiht Körperbewusstsein, denn es lässt Sie erkennen, wie Sie auf äußere und innere Einflüsse reagieren. Selbstverständlich werden auch weiterhin Ihre Gefühle, Gedanken und Erlebnisse Ihren Atem beeinflussen, aber sie werden ihn nicht mehr so leicht unruhig, flach oder sogar stockend werden lassen.

Die natürliche Verbindung zu Ihrem Atem wird Ihr Üben verfeinern. Das gilt für die Yoga- ebenso wie für die

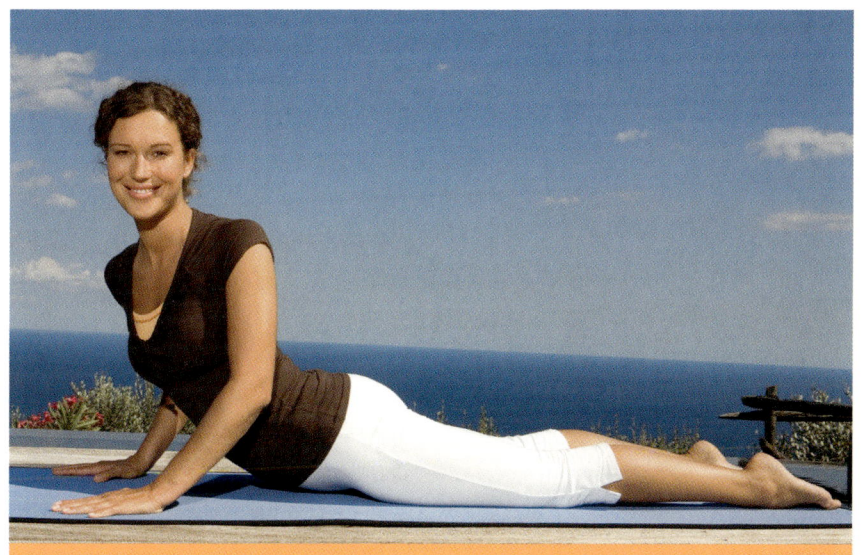

Yoga-Asanas stärken den Körper und harmonisieren den Geist.

Pilates-Praxis. Je mehr Sie die Muskeln von Spannungen befreien, umso tiefer werden Ihre Atemzüge. Können Sie sich vom Atem tragen, führen und bewegen lassen, wird jede Yoga-Haltung noch wirksamer für den Körper – und damit insgesamt zu einem tiefen Erlebnis.

Wegweiser zum Glück

Yoga ist viel mehr als eine Sammlung von Körperübungen. Es ist von seinem Ursprung her ein spiritueller Weg zur Befreiung. Der indische Gelehrte Patanjali verfasste den klassischen Grundlagentext, auf den sich heute fast alle Yoga-Stile beziehen, das Yoga-Sutra, den »Leitfaden des Yoga«. Er beschrieb darin acht Stufen bis zur Vollendung. Sie beinhalten neben den Asanas, also den Körperhaltungen, beispielsweise die Atemübungen Pranayama sowie die Yamas, die eine Orientierung in puncto ethisches Verhalten bieten sollen. Einige dieser Yamas sind im Folgenden herausgegriffen, um die Tiefe und gleichzeitig die Alltagstauglichkeit des Yoga aufzuzeigen.

Ein warmherziger Umgang – auch mit sich selbst

Yamas sind die Qualitäten, die zu einem harmonischen Leben im Einklang mit sich selbst und der äußeren Welt führen. Sie können direkt beginnen, sie in Ihrer Übungspraxis auf der Yoga-Matte umzusetzen.

Ahimsa – Gewaltlosigkeit

Das oberste Gebot des Yoga verweist auf einen gewaltfreien Umgang mit allem, was lebt. Das heißt auch: behutsam üben. Lernen Sie die Grenzen Ihres Körpers kennen und schätzen! Erzwingen Sie nichts, denn durch einen rücksichtsvollen Umgang mit dem Körper schöpfen Sie all seine momentanen Möglichkeiten aus und können sich langsam steigern. Beweglichkeit und Kraft werden sich so stetig, wie von selbst verbessern. Außerdem: Die Wirkung einer einfachen Körperhaltung, in der Sie sich wohl und entspannt fühlen, ist auf jeden Fall größer als die zwanghafter, verspannter Akrobatik.

Satya – Ehrlichkeit und Wahrhaftigkeit

Ehrliches Üben fordert zunächst eine wertfreie Wahrnehmung. Ignorieren Sie Unbehagen, Enge oder Spannungen nicht. Sie können ganz aufrichtig zu Ihren Stärken und Schwächen stehen. Nehmen Sie sich so, wie Sie sind. Wenn etwas nicht so geht, wie Sie es gern hätten – nutzen Sie die Chance, zu lernen und sich weiterzuentwickeln. Aufrichtiges Üben heißt, sein Bestes zu geben und dabei auch zu akzeptieren, dass der richtige Zeitpunkt für diese oder jene schwierigere Übung noch kommen wird.

Brahmacharya – das richtige Maß

Alles Extreme schwächt unseren Körper. Auch sinnliche Vergnügen verlieren ihren Reiz, wenn wir es übertreiben, uns in ihnen verlieren oder uns sogar von ihnen beherrschen lassen. Finden Sie also das passende Engagement in Ihrer Übungspraxis: nicht zu verbissen, nicht zu oberflächlich.

Harmonie für Körper, Geist und Seele

Die zwei Methoden, die Sie hier kurz in ihren theoretischen Grundlagen kennenlernen konnten, treffen sich nun für ein ganzheitliches und effektives Workout. Einige Aspekte sind bei beiden ähnlich und lassen sich daher gut kombinieren. Manche sind unterschiedlich oder gar gegensätzlich, aber gerade durch Differenzen können besondere Feinheiten überhaupt erst bewusst und damit gewinnbringend genutzt werden.

Ideal zum Einstieg

Yoga und Pilates sind teilweise durchaus fordernd, gehen aber immer sanft mit dem Körper um. Zugleich zeigen sie schnell Ergebnisse: Sie fühlen sich aufrechter, kraftvoller und wohlig gedehnt. Daher ist gerade die Kombination aus beiden ideal, wenn Sie sich als Einsteigerin Ihrer Fitness und Ausstrahlung zuwenden wollen. In diesem Buch lernen Sie dafür alles Nötige.

Bereichernd für Yoga-Fans

Pilates regt dazu an, den eigenen Körper besser zu verstehen und intelligent mit ihm umzugehen. Die vielen Details der Ausrichtung, der Bewegungsführung und die Wiederentdeckung bestimmter Muskeln sind schnell positiv zu spüren. Diese neue Art der sinnvollen Körperkontrolle kann auf besondere Weise Ihre Yoga-Praxis bereichern. Eine ausgeglichene Haltung und die Aktivität Ihres Körperzentrums verbessern spürbar die Qualität Ihrer Yoga-Haltungen. Damit können Sie äußerst gelassen in einem Asana verweilen und sich ganz dem Atem und dem Spüren hingeben.

Wertvoll für Pilates-Übende

Yoga lässt Sie den Blick nach innen richten – und das nicht nur in körperlicher Hinsicht. Denn immer ist auch der Geist mit beteiligt, das möglichst ruhige Beobachten dessen, was während einer Körperhaltung in einem selbst geschieht.
Den Körper nutzen Sie dabei gewissermaßen als Übungsfeld, um Verkrampfungen zu lösen, die Energien wieder in Fluss zu bringen und insgesamt flexibler zu werden. Dieser ganzheitliche Aspekt des Yoga ist die ideale Ergänzung zur präzisen Körperkontrolle, die das Pilates-Training fordert.

Ein Geschenk für den Körper

Wie auch immer Ihre Vorkenntnisse und Vorlieben sind – der Körper profitiert in jedem Fall von der sinnvollen Vernetzung: Während die Pilates-Methode Kontrolle und Stabilität fokussiert, setzt Yoga Akzente der Beweglichkeit, der Dehnung über den Pilates-Rahmen hinaus und leitet damit die Lösung von Blockaden ein. Das Ergebnis: rundum Wohlgefühl!

Die Übungspraxis

Mit den Übungen in diesem Buch lernen Sie Yoga und Pilates zunächst getrennt kennen. Mit der DVD und den Programmen in der vorderen Buchklappe steigen Sie dann ins kombinierte YogaPilates ein. Grundsätzliches zur Übungspraxis erfahren Sie hier.

Sinnvoll üben mit Buch und DVD

Machen Sie sich zunächst mit den grundlegenden Übungen in Kapitel 2 (ab Seite 20) vertraut und nehmen Sie sich ausreichend Zeit, alles auszuprobieren. Sie lernen dabei die für Yoga und Pilates spezifische Atmung sowie die jeweils korrekte Körperhaltung kennen – außerdem Mudras, yogische Fingerhaltungen zur Steigerung der Konzentration (Seite 34). So bekommen Sie ein Gespür für die beiden Methoden – und für die Vorteile der Kombination. Spezielle Hinweise dazu, wie sich Yoga und Pilates im Detail gegenseitig bereichern, finden Sie jeweils in den farbigen Kästen mit der Überschrift »YogaPilates – das bringt Ihnen die Kombination«.

Die Anregungen des zweiten Kapitels sind übrigens nicht nur für einen einmaligen Check gedacht. Es lohnt sich, sie regelmäßg zu vertiefen.

Machen Sie sich auch mit den Übungen in Kapitel 3 und 4 vertraut. Hier finden Sie – zunächst für Pilates, dann für Yoga – alles Nötige für ein stimmiges Training: den genauen Ablauf einzelner Übungen, Hintergrundinfos sowie Tipps, die die Qualität Ihrer Bewegungen verbessern. Wenn Sie beide Methoden erst einmal getrennt geübt und verinnerlicht haben, sind Sie bestens vorbereitet für die YogaPilates-Flows: das fließende Programm auf der DVD und die Übungsfolgen in der vorderen Buchklappe.

Die DVD

Das 60-minütige Hauptprogramm führt Sie sicher und professionell durch drei YogaPilates-Flows:
➤ Kraft und Balance – Standfestigkeit durch optimale Zentrierung
➤ Kontrolle und Hingabe – die Weite des Brustraums erleben
➤ Stabilität und Flexibilität – Harmonie durch Kraft und Beweglichkeit
➤ Entspannung – der sanfte Abschluss

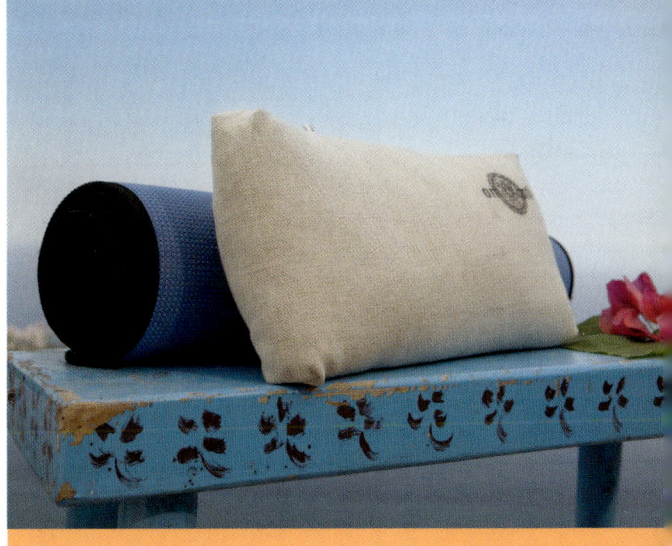

Einzigartig ist der Aufbau des Programms: Alle Übungen auf der DVD beginnen mit einer leichten Variante. Als Einsteigerin können Sie sich dabei genauestens auf Atmung und korrekte Ausführung konzentrieren. Ist Ihnen diese Sequenz vertraut, nutzen Sie die Übung einfach als Warm-up. In der folgenden Wiederholung können Sie dann bei der Einsteiger-Version bleiben oder die nun zusätzlich gezeigte fortgeschrittene Variante ausführen. Dieses System ermöglicht Ihnen ein individuelles Programm, bei dem Sie sich nach und nach steigern oder nach Tagesform wählen können. Langeweile ausgeschlossen!

Was Sie zum Üben benötigen

Für das YogaPilates-Programm brauchen Sie eine rutschfeste, nicht zu dünne Übungsmatte, ein oder zwei Kissen zur Unterlagerung von Knien und/oder Kopf. Außerdem bequeme Kleidung, eventuell wärmende Socken sowie eine Decke für die Entspannungsübungen. Und last but not least: Lust und Laune, Ihren Körper immer wieder neu zu erfahren.

Wie oft trainieren?

Je öfter Sie üben, desto deutlicher können Sie die positiven Wirkungen von YogaPilates erleben. Dennoch sind zwei bis drei Übungseinheiten pro Woche ein guter Anfang. Selbstverständlich sollten Sie nicht mit vollem Magen, bei Unwohlsein oder Schmerzen trainieren. Damit Sie Ihr Programm gut in Ihren Tagesablauf integrieren können, finden Sie in der vorderen Buchklappe unterschiedliche kürzere Flows: etwa ein energetisierendes Kurzprogramm für den Morgen und ein entspannendes für den Abend. Sie können aber auch die Angebote des Buches und der DVD ganz nach Wunsch und Zeitbudget kombinieren.

Kissen, Übungsmatte, eine angenehme Umgebung – mehr brauchen Sie fürs Training nicht.

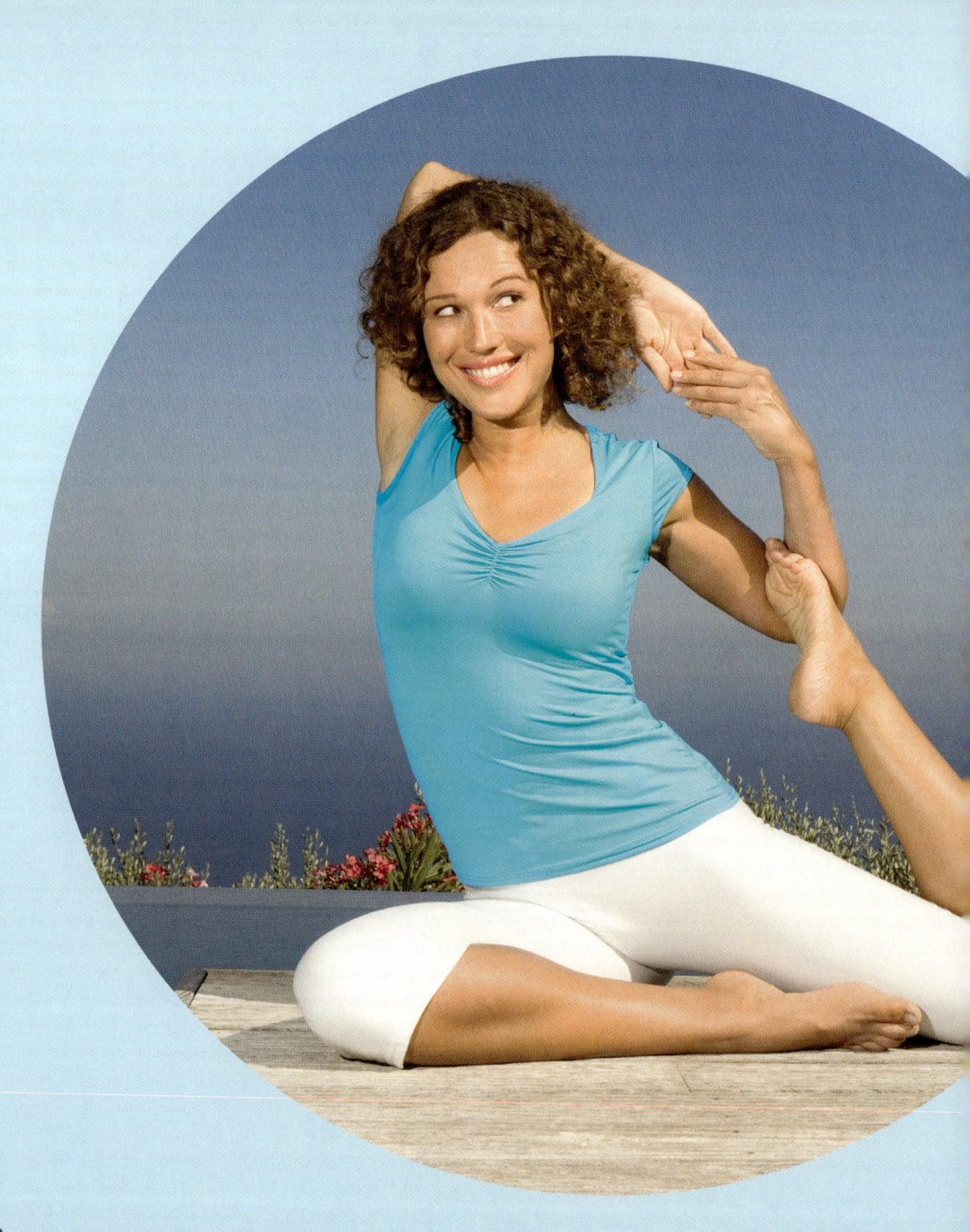

YOGA- UND
PILATES-KNOWHOW

»Eine Prise Praxis ist mehr als zehn Tonnen Theorie«,
sagte Swami Vishnu-Devananda, Begründer einer
bedeutsamen Yoga-Richtung. In diesem Sinne üben
Sie nun direkt die Basiselemente der beiden hochwirk-
samen Methoden. Um das Beste aus Pilates und Yoga in
Ihrer Praxis zu vereinigen, schulen Sie in diesem Kapitel
Feingefühl und Körperkompetenz. Alle Übungen der nach-
folgenden Kapitel und des DVD-Programms werden Ihnen nach
dieser Vorbereitung mit Leichtigkeit gelingen.

Die Atmung

Dem Atem kommt im Pilates ebenso wie im Yoga eine wesentliche Bedeutung zu. Die Atemtechniken allerdings unterscheiden sich. Auf den folgenden Seiten lernen Sie jede für sich im Detail kennen – und umsetzen.

Mit der Pilates-Atmung nutzen Sie die Kraft des Atems, um die Bewegung zu unterstützen und um das Tempo zu variieren. Die gefühlvolle Yoga-Nasenatmung stimmt Sie in die Sanftheit der Yoga-Bewegungen ein. Sie lernen Ihrem Atem zu lauschen und ihm zu folgen. Wenn Sie später die YogaPilates-Flows auf der DVD üben, praktizieren Sie die beiden Atemvarianten grundsätzlich separat: Während der Pilates-Übungen die Pilates-Atmung, während der Yoga-Asanas die Yoga-Atmung. Das wird Ihnen bald in Fleisch und Blut übergehen.

Die Kraft der Pilates-Atmung erleben

Die verstärkte Ausatmung durch den geöffneten Mund gibt Ihren Pilates-Übungen den Rhythmus. Eine eingesunkene Alltagshaltung provoziert eine oberflächliche Atmung und damit eine unzureichende Sauerstoffversorgung. Im Pilates-Workout werden Sie hingegen schnell erleben, wie entlastend es ist, alle verbrauchte Luft durch eine intensive Ausatmung loszuwerden und damit die Voraussetzung für die Aufnahme von frischem Sauerstoff zu schaffen. Gleichzeitig bündelt diese verstärkte Ausatmung Ihre Kräfte im Körperzentrum. Die natürliche Aktivität der tiefen Bauchmuskeln wird intensiviert und kann als Stabilisationskraft für den unteren Rücken dienen. Aus diesem Bereich kommt dann die Impulskraft für jede Ihrer Bewegungen.

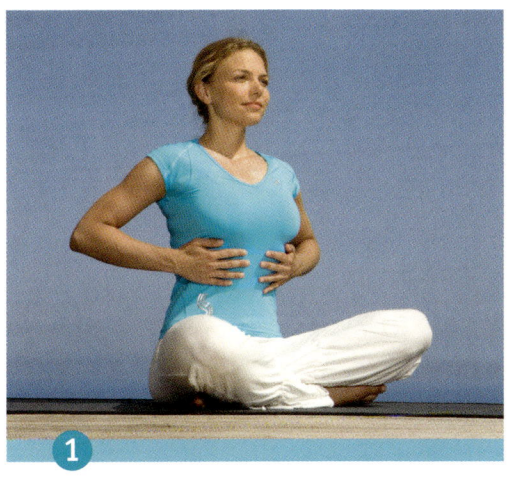

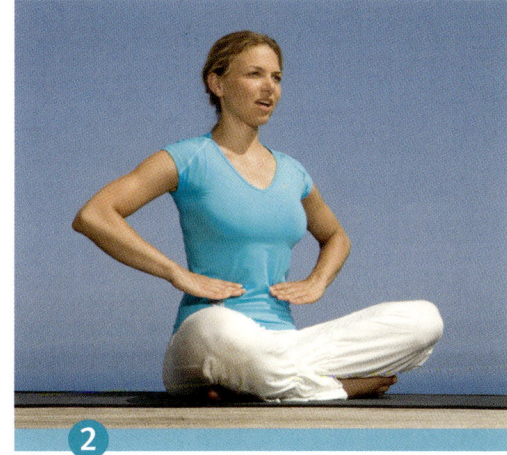

➤ Legen Sie in einem aufrechten Schneidersitz Ihre Hände an
den Brustkorb, so dass Sie möglichst viele Rippen spüren. ❶

➤ Atmen Sie durch die Nase ein – die Rippen fließen nach
außen – und schieben Sie Ihre Hände dabei sanft zur Seite.

➤ Atmen Sie mit einem sanften Rauschen durch die geöffneten
Lippen aus und spüren Sie, wie die Rippen zurückschwingen.

➤ Achten Sie bei der folgenden Ausatmung darauf, wie sich
Bauchdecke und Taille nach innen ziehen. ❷

➤ Vertiefen Sie mehr und mehr diese natürliche Bewegung des
Bauches nach innen. Damit unterstützen Sie die Ausatmung
und verbinden sich mit Ihrer inneren Kraft.

YogaPilates – das bringt Ihnen die Verbindung

Nutzen Sie in jeder Pilates-Übung die forcierte Ausatmung
über den Mund, um gezielt das Körperzentrum zu aktivieren. Eine lange Ausatmung ist die wichtigste Voraussetzung
für eine vollständige Einatmung, wie sie für das Yoga benötigt wird. Dort atmen Sie allerdings ruhiger und zudem
immer durch die Nase ein und aus.

Die Feinheiten der Atmung im Yoga

Wohlbefinden und Entspannung – das erreichen Sie in Ihrer Yoga-Praxis vor allem durch die Atmung: Sie atmen ruhig und fließend durch die Nase ein und aus. Die folgenden Übungen geben Ihnen ein Gespür dafür, wie diese Atemtechnik Körper und Geist entspannt. Alle Sinne sind eingeladen, sich nach innen zu richten – Sie sind gelassen und zugleich fokussiert. Ein ruhig und stetig fließender Atem ist in jedem Asana die Brücke von außen nach innen, von der bloßen Körperübung zum bewussten und ruhigen Verweilen in der jeweiligen Haltung.

Ujjayi – der siegreiche Atem

Das sanfte Rauschen Ihres Atems hilft Ihnen, konzentriert zu bleiben. So vertiefen Sie später jedes Asana – in Ihrem Erleben und in seiner Wirkung.

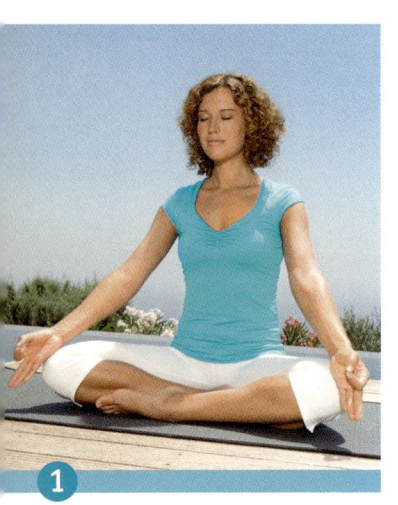

➤ Setzen Sie sich im Fersensitz oder aufrecht mit gekreuzten Beinen ❶ hin, legen Sie die Handrücken auf die Oberschenkel oder Knie. Daumen- und Zeigefingerspitzen berühren sich für das Jnana-Mudra (Seite 34).

➤ Atmen Sie einige Male mit einem geflüsterten »Haaa« durch den Mund ein und aus, einem Hauchlaut, der entsteht, wenn die Atemluft Ihre Stimmritze passiert.

➤ Schließen Sie die Lippen, der Mundraum bleibt geräumig. Atmen Sie durch die Nase weiterhin mit dem Reibelaut ein und aus.

➤ Entspannen Sie mehr und mehr Ihren Atem, so dass der Reibelaut leiser wird, nur noch für Sie hör- und erlebbar. Das Atemgeräusch gibt Ihnen fortwährend ein Feedback, ob Ihr Atem gleichmäßig und ruhig fließt. Indem Sie Ihrem Atem lauschen, konzentrieren Sie sich ganz auf sich und die Übung.

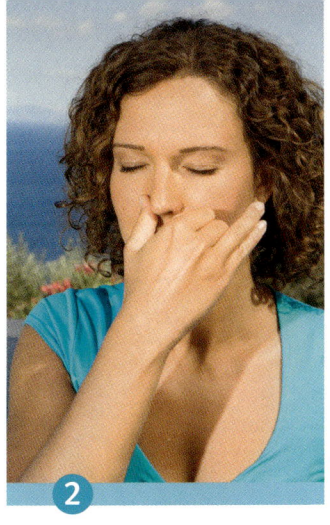

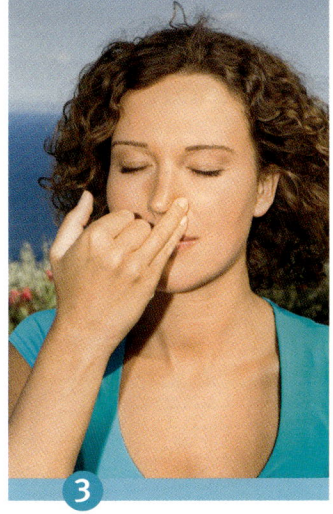

Die Wechselatmung

Diese Atemtechnik ist ein echter Yoga-Klassiker, der beide Gehirn- und Körperhälften harmonisiert. Üben Sie die Wechselatmung zum Einstieg oder Ausklang des Trainings. Sie hilft auch im Alltag, wenn Sie zur Ruhe kommen wollen.

➤ Schließen Sie die rechte Hand zu einer lockeren Faust, spreizen Sie Daumen, Ring- und kleinen Finger sanft ab.

➤ Verschließen Sie mit dem Daumen den rechten Nasenflügel und atmen Sie durch das linke Nasenloch ein. ❷

➤ Schließen Sie mit dem Ringfinger sanft den linken Nasenflügel und atmen Sie durch das rechte Nasenloch aus und ein. ❸

➤ Daumen wieder rechts anlegen, links aus- und einatmen.

➤ Fahren Sie auf diese Weise fort, solange es für Sie angenehm ist, und beenden Sie die Übung mit einer Ausatmung links.

YogaPilates – das bringt Ihnen die Verbindung

Im YogaPilates wechseln Sie je nach Übung zwischen forcierter Pilates-Ausatmung und ruhigerer Yoga-Nasenatmung. Sie werden dadurch flexibel im Umgang mit Ihrer Atmung und lernen auch für den Alltag, eine gesunde Balance zwischen Spannung und Entspannung zu finden.

TIPP ➤ Seien Sie geduldig und gütig zu sich selbst. Immer, wenn Sie entdecken, dass der Atem stockt, schicken Sie ihn behutsam wieder auf den Weg.

Die Körperhaltung

Yoga und Pilates haben eine wichtige Gemeinsamkeit: Beide verbessern die Haltung, was sich nicht nur beim Üben, sondern auch im täglichen Leben positiv auswirkt. Doch auch hier gibt es Unterschiede: Die Yoga-Haltungen laden Sie ein, neue Körperräume wahrzunehmen, sich zu weiten und zu dehnen. Die jeweiligen Details erfahren Sie im Übungskapitel 4 ab Seite 60. Im Pilates hingegen nutzt man in jeder Übung die gleichen Grundprinzipien der Haltung. Die Übungen auf den folgenden Seiten laden Sie dazu ein, diese Basics zu üben.

Die ausgeglichene Pilates-Haltung

Mit einem regelmäßigen Pilates-Training schärfen Sie Ihren Blick für die perfekte Ausrichtung Ihrer Knochen und Gelenke. Dadurch vermeiden Sie belastende Fehlhaltungen. Verspannte Muskeln können loslassen, Organe erweitern ihren Raum und Sie können tiefer atmen. Die optimale Ausrichtung Ihres Körpers ist die Voraussetzung für das Training der Muskulatur von innen nach außen. Nur so werden die den gesamten Körper stabilisierenden Muskeln aktiviert. Was hier in Rückenlage erprobt und verinnerlicht wird, lässt sich später auch in allen anderen (Lebens-)Lagen anwenden.

Den Kopf balancieren

➤ In Rückenlage mit aufgestellten Beinen tauchen Sie gedanklich die Nasenspitze in Ihre Lieblingsfarbe. Zeichnen Sie entspannt kleine Kreise in die Luft. Erlauben Sie Ihrer Kiefer- und Nackenmuskulatur dabei, alle Spannung schmelzen zu lassen.

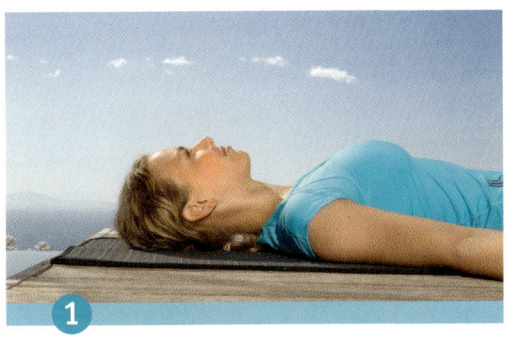

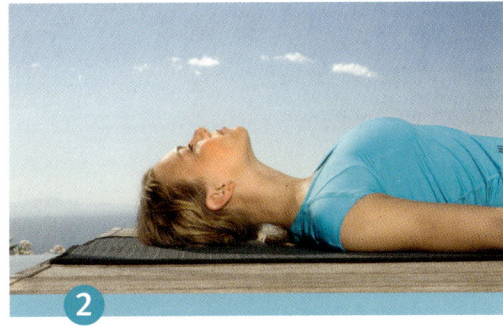

➤ Pendeln Sie den Kopf dann so ein, dass Ihr Kinn parallel zum Boden ausgerichtet ist. Lenken Sie den Hinterkopf behutsam zum oberen Mattenrand, so dass sich Nacken und Hals verlängern. ❶

➤ Um die ideale Kopfposition auch in anderen Haltungen zu erreichen, stellen Sie sich immer vor, den Kopf zu balancieren.

Das Schlüsselelement Brustkorb

➤ In Rückenlage – wahlweise mit ausgestreckten oder aufgestellten Beinen – lassen Sie ausatmend das Brustbein sinken. Die unteren Rippenbögen fließen in Richtung Becken. Der Brustkorb schmiegt sich an die Matte. ❸

➤ Verweilen Sie mehrere Atemzüge bei dieser Technik, um sie vollständig zu verinnerlichen. Ein starrer Brustkorb mit angehobenem Brustbein hingegen ❹ belastet den unteren Rücken, etwa bei Yoga-Rückbeugen.

TIPP

➤ Vermeiden Sie es, das Kinn anzuheben oder die unteren Rippenbögen hervorstehen zu lassen. Sonst stauchen Sie den Nacken beziehungsweise die Lendenwirbelsäule. ❷

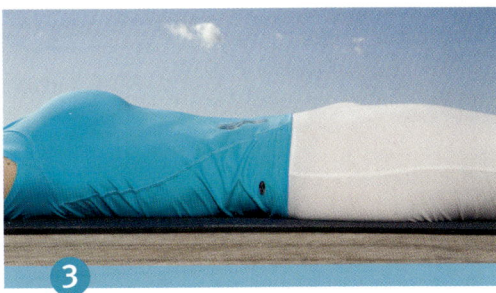

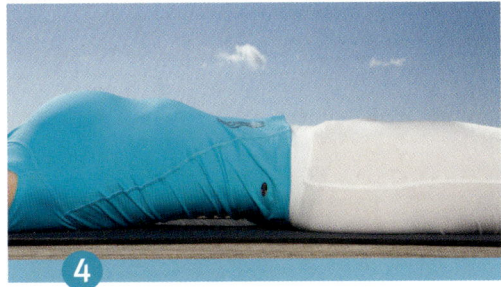

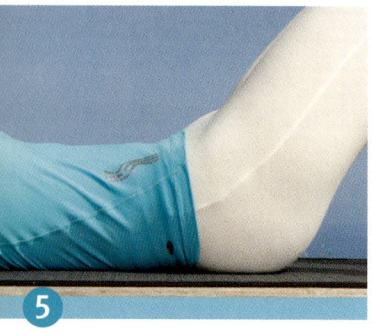

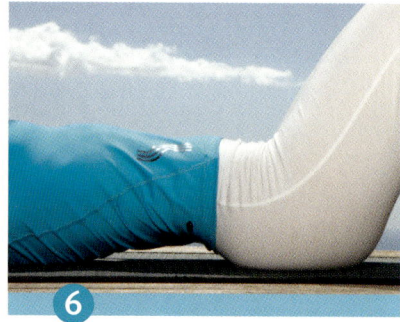

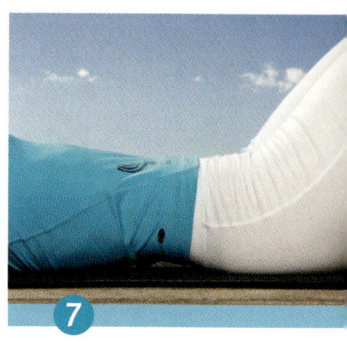

Das Spiel mit dem Becken

➤ In Rückenlage mit hüftgelenkbreit aufgestellten Beinen len-ken Sie Ihre Aufmerksamkeit auf Ihr Becken. Lassen Sie sein gesamtes Gewicht auf die Matte sinken.

➤ Senken Sie ausatmend die Bauchdecke Richtung Wirbelsäule und rollen Sie das Becken ein. Der untere Rücken schmiegt sich dabei an die Matte. **❺**

➤ Atmen Sie ein und lassen Sie das Steißbein zur Matte sinken, bis Ihr Rücken hohl wie eine Brücke wird. **❻**

➤ Wiegen Sie mehrmals das Becken hin und her. Beide Bewegun-gen sind essenziell für Ihren Rücken. Gleiten Sie mit Leichtigkeit in beide Positionen.

➤ Pendeln Sie sich dann in einer mittleren Position ein. **❼** Diese neutrale Beckenposition ist die Basis einer unverkrampften und entspannten Haltung. Ein klares Gefühl für diese Ausrichtung erlaubt eine gute Stabilisation und ein angemessenes Hinein- und Hinausgleiten bei allen Rollbewegungen.

YogaPilates – das bringt Ihnen die Verbindung

Wenn Ihnen die Details der perfekten Pilates-Haltung vertraut sind, können Sie sie auch bei vielen Yoga-Asanas umsetzen, während Sie ruhig durch die Nase ein- und ausatmen.

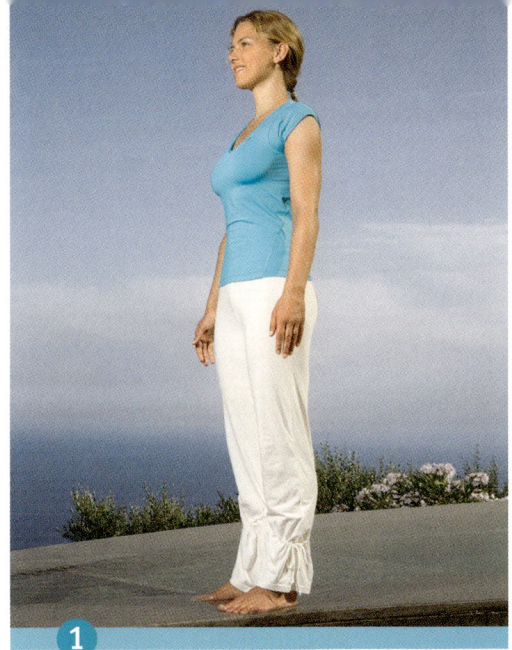

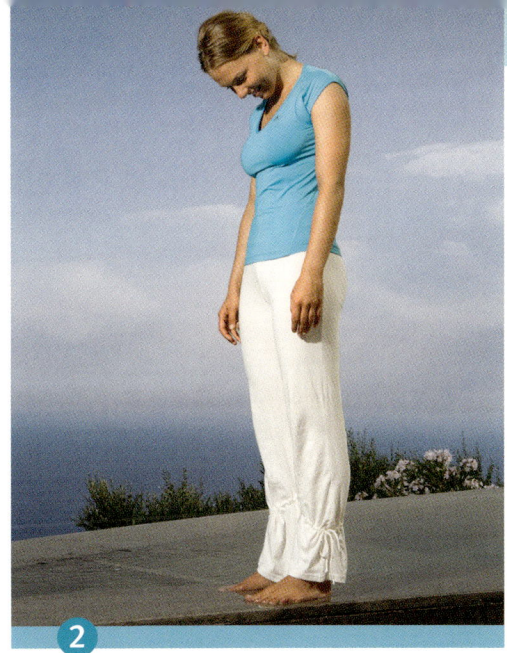

Stabil und beweglich – die Wirbelsäule

Joseph Pilates stellt die Wirbelsäule mit ihren natürlichen Schwingungen und allen möglichen Bewegungsrichtungen in den Mittelpunkt seiner Philosophie. Sein legendärer Ausspruch »Der Mensch ist so alt wie seine Wirbelsäule« bringt es auf den Punkt. Anti-Aging bedeutet daher: konzentrierte Ausrichtung des Rückens in die Länge, effektive Stabilisation sowie präzise Wirbel-für-Wirbel-Bewegungen. Die folgende Übung schenkt Ihnen ein feines Gespür für Ihre Wirbelsäule und ihre enorme Beweglichkeit.

TIPP ➤ Sich gekonnt zu stabilisieren lernen Sie bei den Übungen auf Seite 38 bis 41. Beweglich wie eine Perlenkette wird Ihre Wirbelsäule durch Bridging und durch alle Roll-up-Variationen, siehe Seite 50 bis 53.

Roll-down

➤ Im aufrechten Stand verlängern Sie die Wirbelsäule über Becken und Kopf. Nehmen Sie die Weite des Rumpfes und die gestreckte Wellenform Ihrer Wirbelsäule wahr. ❶
➤ Ausatmend senken Sie den Kopf im Bogen nach unten, wie eine Tulpe, deren Blütenkopf nach unten hängt. ❷

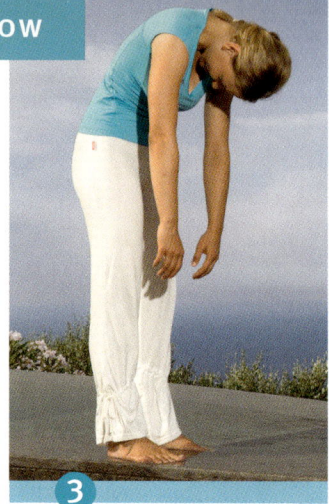

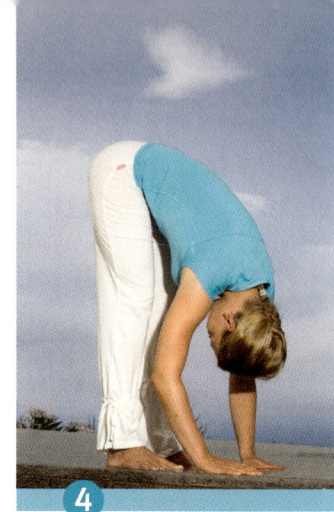

➤ Einatmend pausieren Sie und ausatmend rollen Sie sich wieder auf in die aufgerichtete Verlängerung.

➤ Mit der folgenden Ausatmung beginnen Sie wieder mit dem Kopf, schieben das Brustbein nach innen bis zu den Schulterblättern und rollen die Brustwirbelsäule Wirbel für Wirbel ab. ❸

➤ Einatmend pausieren Sie, ausatmend rollen Sie sich auf. Einatmend wachsen Sie wieder im Stand über sich hinaus.

➤ Ausatmend rollen Sie, mit dem Kopf beginnend, Hals- und Brustwirbelsäule ab. Ziehen Sie die Bauchdecke nach innen, rollen Sie die Lendenwirbelsäule Wirbel für Wirbel ab. ❹

➤ Atmen Sie ein. Lenken Sie ausatmend den Bauch nach innen und rollen Sie Wirbel für Wirbel wieder in den Stand.

YogaPilates – das bringt Ihnen die Verbindung

Im Pilates wird das Körperzentrum intensiv gefordert: Der Beckenboden ist aktiv, die inneren Bauchmuskeln arbeiten. Damit wird jede Bewegung leichter und geschmeidiger – wie von innen heraus getragen. Wenn Sie dieses Prinzip im Yoga bewusst einsetzen, fällt auch der Blick nach innen leichter. Dann verbinden sich in Ihrem Training kraftvoll-geschmeidige Körperarbeit und meditative Gelassenheit.

Konzentration auf die Mitte

Yoga und Pilates werden nicht einfach wie Fitnessübungen aus-
geführt, sondern erfordern immer auch, dass Sie Ihre Aufmerksamkeit bewusst ausrichten. Im Pilates bündeln Sie die Konzentration vor allem im Körperzentrum. Beim Yoga richtet sie sich
ebenfalls auf die innere Mitte, womit aber eher eine geistige
Zentrierung gemeint ist. Wenn Sie beides beherzigen, werden
Ihre Übungen deutlich effizienter – innerlich und äußerlich.

Die Zentrierung im Pilates

Pilates trainiert effektiv die Körpermitte. Das gibt Stabilität für
lockere, leichte Arm- und Beinbewegungen. Die Zentrierung
verbessert Balance und Körperkontrolle und lässt Ihre Muskeln
schlank und kraftvoll werden.

➤ Bauchlage, die Stirn ruht auf beiden Handrücken.
➤ Ausatmend lenken Sie die Bauchdecke zur Wirbelsäule, der
  untere Rücken verlängert sich und wird spürbar entlastet. Die
  Gesäßmuskulatur bleibt entspannt. ❶

TIPP ➤ Die Kunst, Bewegungen aus dem Körperzent-
rum heraus zu führen,
verbessert das Zusam-
menspiel aller Muskeln.
Damit haben Verspan-
nungen keine Chance
mehr. Immer nach dem
Motto: Atmen – zentrie-
ren – bewegen.

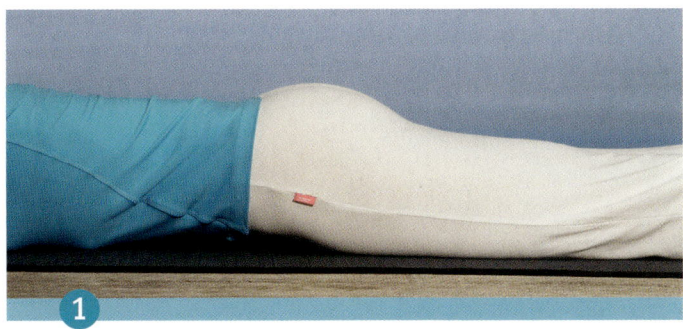

➤ Halten Sie auch einatmend die innere Stütze.
➤ Atmen Sie durch den Mund wieder aus, verlängern Sie das rechte Bein und heben Sie es an. ❷
➤ Einatmend senken Sie das Bein. Wiederholen Sie dies abwechselnd links und rechts im Rhythmus des Atems jeweils 4-mal.

Zentrierung mit Armbewegung

➤ Lassen Sie die Beine entspannt liegen, legen Sie die Stirn auf den rechten Handrücken und strecken Sie den linken Arm auf der Matte aus.
➤ Atmen Sie durch den Mund aus, lenken Sie die Bauchdecke zur Wirbelsäule, senken Sie das linke Schulterblatt sanft in Richtung Becken und heben Sie den linken Arm mit Leichtigkeit ein Stückchen an. ❸
➤ Wiederholen Sie die Bewegung abwechselnd mit dem linken und dem rechten Arm 4-mal.

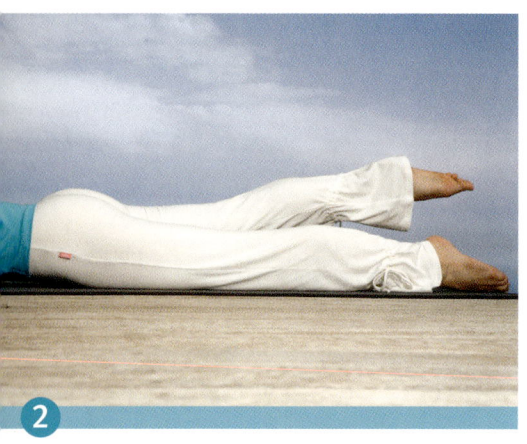

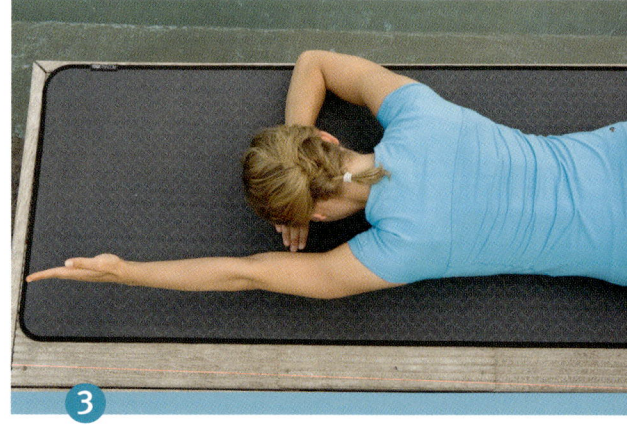

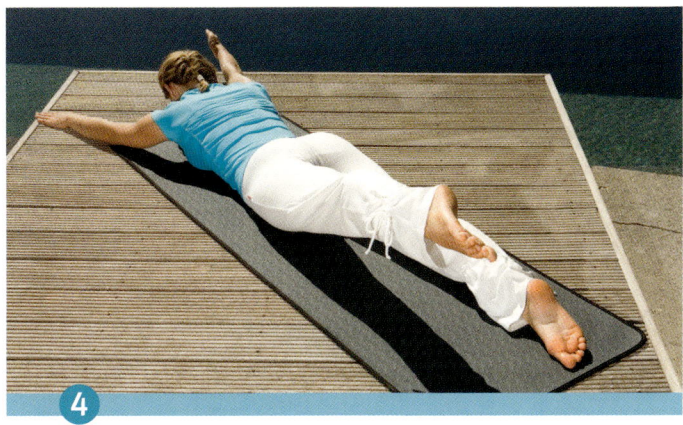

Der Stern

➤ Kombinieren Sie diagonal, heben Sie also linkes Bein und rechten Arm gleichzeitig an, danach umgekehrt. Nutzen Sie Ihre innere Kraft zum Stabilisieren und lassen Sie Arme und Beine wie die Zacken eines Sterns nach außen strahlen. ❹

Zentrierungserlebnis im Stand

➤ Testen Sie den stehenden Stern. Lenken Sie dabei ausatmend den Bauchnabel nach oben Richtung Mitte Ihrer Brustwirbelsäule. Verlagern Sie Ihr Gewicht auf das rechte Bein.

➤ Führen Sie das linke Bein nach hinten und den rechten Arm nach oben. Mit Ihrem stabilen Kraftzentrum bringt Sie nun nichts mehr aus dem Gleichgewicht. ❺

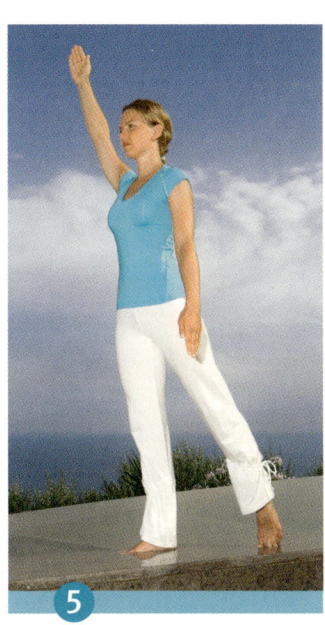

YogaPilates – das bringt Ihnen die Verbindung

Verbinden Sie sich beim Üben der Zentrierung mit Ihrem sensiblen Bauchgefühl, das schenkt Ihnen nicht zuletzt auch Selbstbewusstsein. Die Kraft des Körperzentrums verbessert auch das Gleichgewicht in stehenden Asanas (ab Seite 65) und optimiert Ihre Rückbeugen in Kobra und Co. (ab Seite 62).

Die innere Zentrierung im Yoga

In den alten Yoga-Texten heißt es: Wenn Yoga auf die richtige Weise geübt wird, wird der Mensch auch unter extremen Einflüssen nicht aus dem Gleichgewicht gebracht. Die Yoga-Haltungen verbessern nicht nur Kraft und Beweglichkeit, sie sorgen zugleich auch für eine innere Harmonie, die dem Übenden die Gelassenheit schenkt, das Leben mit all seinen Herausforderungen entspannt zu meistern. Die folgenden Übungen geben Ihnen einen Vorgeschmack auf das, was Sie dann in allen Asanas innerlich »trainieren« können.

Samasthiti – unerschütterlich stehen

Eigentlich tun Sie nichts weiter als stehen. Doch je bewusster Sie es tun, umso mehr gewinnen Sie daraus für Körper, Geist und Seele – auch für Ihren Alltag.

➤ Stellen Sie sich hüftgelenkbreit hin, die Füße parallel, das Becken in neutraler Position.
➤ Richten Sie die Wirbelsäule in der natürlichen langgestreckten Wellenform aus, der Scheitel strebt nach oben.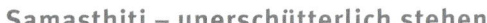
➤ Lenken Sie Ihre Aufmerksamkeit auf die Punkte Ihrer Füße, die Sie mit der Erde verbinden: Groß- und Kleinzehballen und Ferse. Verbinden Sie sich mit der soliden, stabilisierenden und aufrichtenden Energie der Erde.
➤ Nehmen Sie die Weite zwischen Becken und Kopf wahr. Spüren Sie in den Raum über Ihrem Kopf hinein, es ist der Himmelsraum, der Raum des Geistes und der Inspiration.
➤ Stabil und von innen aufgerichtet, unerschütterlich in sich ruhend stehen Sie aufrecht da und verbinden mit Ihrem Körper Himmel und Erde.

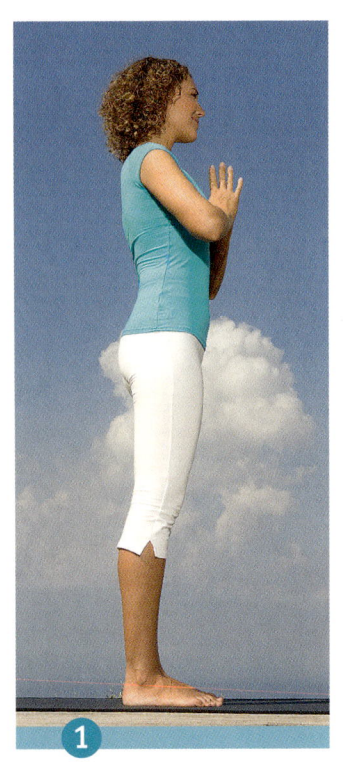

1

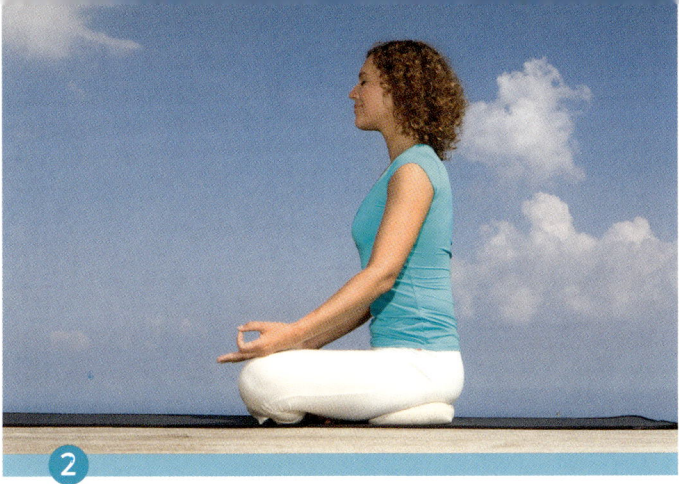

Nada Pasyanti – Die Wirbelsäule als Energiekanal

Die Wirbelsäule ist wie der Stamm eines Baumes, dessen Stärke und Flexibilität uns Anpassungsfähigkeit und Gesundheit verleihen. Im Yoga wird die Wirbelsäule auch als wichtigste Achse für den Energiefluss betrachtet. Ist dieser Fluss ausgeglichen, sind Sie es auch: auf körperlicher, mentaler und emotionaler Ebene.

➤ Schließen Sie im Meditationssitz die Augen, entspannen Sie sich. ❷ Stellen Sie sich an der Basis der Wirbelsäule ein helles, strahlendes Licht vor.

➤ Atmen Sie mit einem stillen Om ein und lenken Sie mit Ihrem Bewusstsein das Licht an der Wirbelsäule entlang nach oben bis zum höchsten Punkt Ihres Kopfes.

➤ Atmen Sie mit einem stillen Ah aus und nehmen Sie wahr, wie sich das Licht in Ihnen und um Sie herum ausdehnt.

➤ Wiederholen Sie diesen Ablauf noch 3- bis 5-mal im Einklang mit Ihrem Atem und spüren Sie dann nach.

TIPP
➤ Wie Sie die Meditation erleben, hängt eng damit zusammen, wie gut Sie sitzen. Nutzen Sie deshalb ein Kissen, um Ihren Sitz zu optimieren und sich mit Leichtigkeit aufzurichten.

YogaPilates – das bringt Ihnen die Verbindung

Der forschende Blick nach innen gelingt leichter, wenn Sie durch Pilates-Übungen die nötige muskuläre Kraft entwickelt haben, um spannungsfrei aufrecht zu sitzen.

Mudras –
Finger-Yoga mit großer Wirkung

Hände und Finger spiegeln oft unsere Stimmungslage wider – nervöses Fingertrommeln, wütendes Fäusteballen oder begeistertes Händeklatschen sind Beispiele dafür. Mit Finger-Yoga nutzt man Handgesten, um umgekehrt Einfluss auf die Psyche zu nehmen. Mudras lenken den Energiefluss ganz bewusst, um damit Stimmungsschwankungen oder auch kleinere Beeinträchtigungen des Wohlbefindens wirkungsvoll zu harmonisieren.

Jnana-Mudra

➤ Legen Sie sanft Daumen- und Zeigefingerspitzen aneinander. ❶ Der Daumen symbolisiert das kosmische Bewusstsein und die Intuition, der Zeigefinger das individuelle Bewusststein und die Energie von außen. Der gleichmäßige Kreis dieser beiden Finger steht für das oberste Ziel im Yoga, die harmonische Verbindung des Einzelnen mit dem großen Ganzen.

Lotos-Mudra

➤ Legen Sie im Jnana-Mudra die Daumen und Daumenballen längs aneinander. ❷ Die Lotosblüte, Padma, gilt als Sinnbild der Liebe, der Reinheit und der Erleuchtung. Im Buddhismus ist sie ein Symbol für die Wirkung der Lehre Buddhas: Die Wurzeln befinden sich im Schlamm, an der Oberfläche zeigt sich jedoch die reine Blüte.

Sampurna-Mudra

➤ Verschränken Sie alle Finger und legen Sie die gestreckten Zeigefinger aneinander. ❸

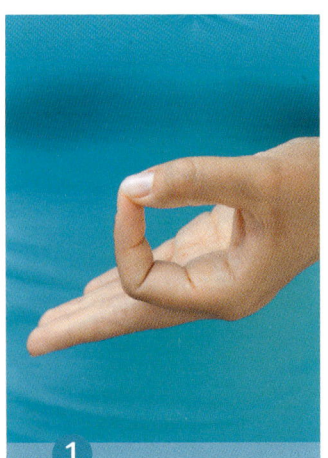

1

TIPP ➤ Die belebenden und zentrierenden Wirkungen der Mudras können Sie auch im Alltag einsetzen. Finger-Yoga ist fast überall möglich und wirkt wie Balsam für die Seele.

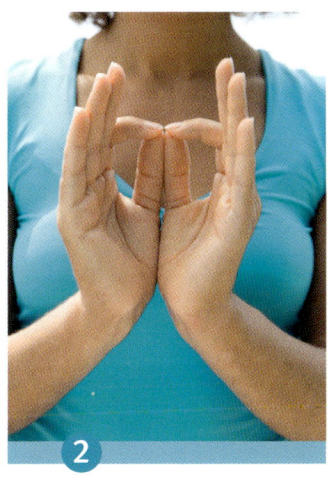

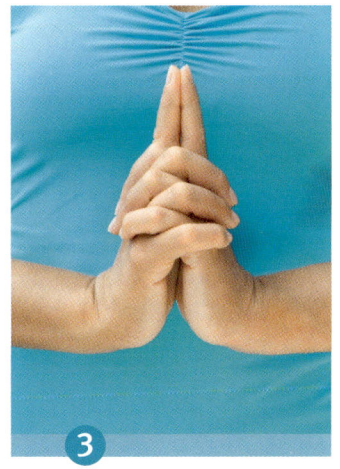

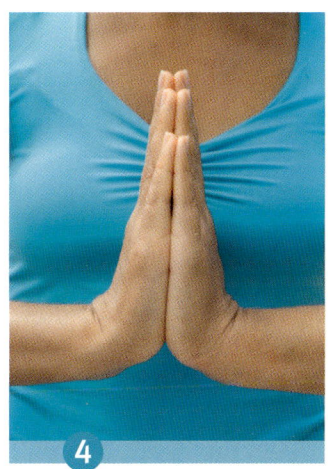

Dieser Geste des Loslassens wird harmonisierende Wirkung zugeschrieben, da sie den Abfluss verbrauchter Energie fördert.

Die Gebetshaltung: Anjali-Mudra

➤ Legen Sie die Hände vor dem Herzen zusammen. ❹
In dieser ausdrucksvollen Geste ist die Energie der Mudras und des Yoga sofort spürbar. Beide Hände, Ausdruck der Polarität, verbinden sich vor dem wichtigsten Meditationsraum, dem Herzen. Im Yoga stellt das Mudra zu Beginn und als Abschluss eine fühlbare Oase der Besinnung und Ruhe dar. In Indien begrüßt und bedankt man sich mit dieser Geste, als Namaste heißt sie dann: »Das Göttliche in mir verneigt sich vor dem Göttlichen in dir.«

TIPP ➤ Im Buch und auf der DVD sehen Sie, dass die Übenden bei allen Asanas die Finger zu einem Mudra geformt haben. Wenn Ihnen das gerade am Anfang zu viel wird, können Sie auch ohne diese Handstellungen erfolgreich üben.

YogaPilates – das bringt Ihnen die Verbindung

Damit Mudras ihre Wirkung entfalten, führen Sie sie immer in einer ruhigen Stimmung aus. Das verleiht Ihrem gesamten YogaPilates-Training eine meditative Qualität.

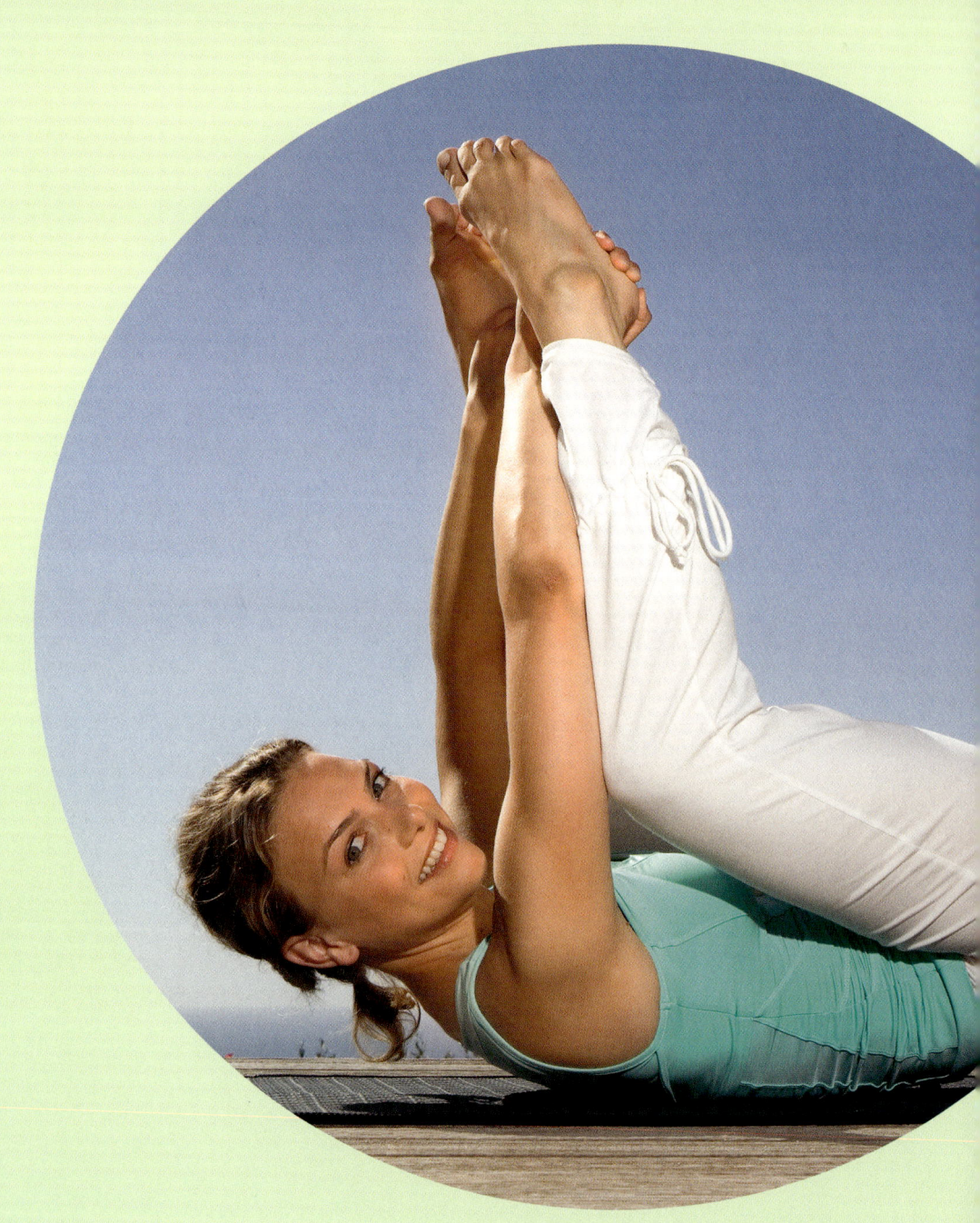

PILATES – ZAUBER DER KÖRPERMITTE

Mit Pilates entwickeln Sie eine gute Haltung sowie elegante, fließende Bewegungen. Diese entstehen, indem Sie sich konsequent mit Ihrem Körperzentrum verbinden. Nutzen Sie außerdem den Atem als Kraftquelle. So entwickeln Sie innere Stärke. Das ist der erste Schritt zu neuer Körperkompetenz.

Konzentration und Präzision

Schlüssel zu einem erfolgreichen Pilates-Training sind die genaue Ausrichtung des Körpers und die präzise Ausführung aller Bewegungen. Mit den Übungen in diesem Kapitel können Sie »vergessene« Muskeln wieder entdecken und Ihr Körperbewusstsein verbessern. Erfahren Sie, wie minimale Bewegungen spürbare Auswirkungen auf Wohlbefinden und Körperausdruck haben.

Beckenstabilisation

) WAS DIESE
  ÜBUNG
  BEWIRKT

● Kräftigt die Bauchmuskulatur.
● Optimiert die Beckenhaltung.
● Schult das Bewusstein für die natürliche Haltung der gesamten Wirbelsäule.

➤ Beginnen Sie in der Rückenlage in neutraler Beckenposition (Seite 26), beide Füße sind aufgestellt. Lenken Sie mehrere Atemzüge lang Ihre Aufmerksamkeit auf Ihr Becken. Geben Sie sein gesamtes Gewicht an die Matte ab und richten Sie beide Beckenseiten waagerecht aus. Schieben Sie das Becken sanft in Richtung Füße, um die Lendenwirbelsäule zu verlängern. ❶

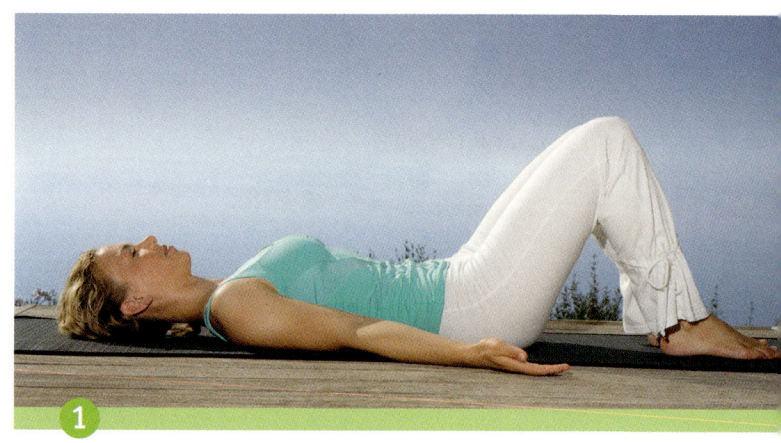

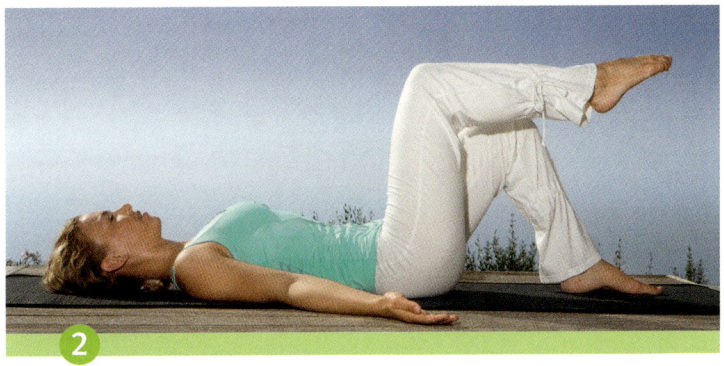

- Entscheidend ist die Konzentration auf die Stabilität des Beckens und die Wellenform der Wirbelsäule.
- Atmen Sie durch die Nase ein und nehmen Sie die dreidimensionale Dehnung des Brustkorbs wahr.
- Ausatmend lassen Sie die Bauchdecke nach innen sinken. Dann lösen Sie, während Sie Wirbelsäule und Becken stabil halten, den rechten Fuß von der Matte und lassen das rechte gebeugte Bein über das Becken schweben. ❷
- Atmen Sie erneut ein.
- Lenken Sie ausatmend die Bauchdecke zur Wirbelsäule und senken Sie den rechten Fuß zurück zur Matte.
- Bereiten Sie sich einatmend vor und üben Sie links.
- Fahren Sie im Rhythmus des Atems fort, jeweils abwechselnd mit der Ausatmung die Beine gebeugt über den Körper zu bringen.
- Die Auflagefläche Ihres Körpers – Kreuzbein, Brustwirbelsäule und Brustkorb sowie Kopf – bleibt stabil auf der Matte.

YogaPilates – das bringt Ihnen die Verbindung

Die tiefe, ruhige Atmung und das entspannte Beobachten der jeweiligen Haltung im Yoga schaffen ein klares Körperbewusstsein. Das können Sie mit Gewinn auf die feinen Bewegungen bei der Beckenstabilisation übertragen.

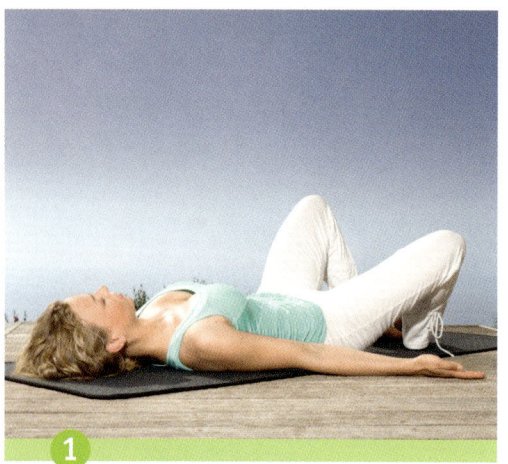

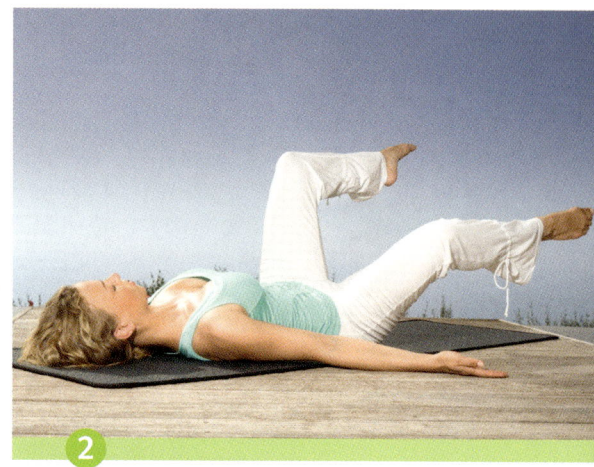

● Trainiert alle stabilisierenden Muskeln des Körperzentrums.
● Verbessert die seitliche Ausrichtung des Beckens.

Beckenbalance

➤ Achten Sie in Rückenlage mit aufgestellten Beinen auf die waagerechte Ausrichtung Ihres Beckens. Ihre Beckenkammknochen sind wie Scheinwerfer, die zur Decke strahlen.

➤ Senken Sie ausatmend die Bauchdecke. Lösen Sie die rechte Ferse von der Matte und führen Sie das rechte gebeugte Knie nach außen. Linke Beckenseite und linkes Bein bleiben vollkommen unverändert. ❶

➤ Stellen Sie einatmend den rechten Fuß wieder auf.

➤ Wiederholen Sie diese Bewegung synchron zur Atmung abwechselnd mit linkem und rechtem Bein.

Variante

➤ In neutraler Rückenlage richten Sie beide Beine in der Tischposition aus. Beide Oberschenkel sind senkrecht, die Unterschenkel waagerecht. Senken Sie aus dieser Ausgangsposition ausatmend das rechte und linke Bein abwechselnd gebeugt zur Seite. Das Becken bleibt stabil. ❷ Weniger ist hier mehr. Die Stabilisation des Beckens ist Ihr oberstes Ziel.

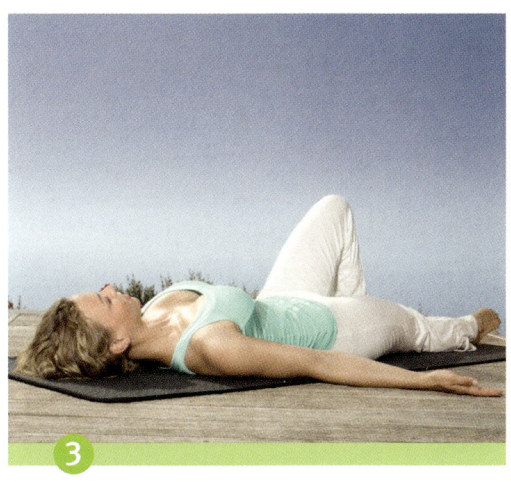
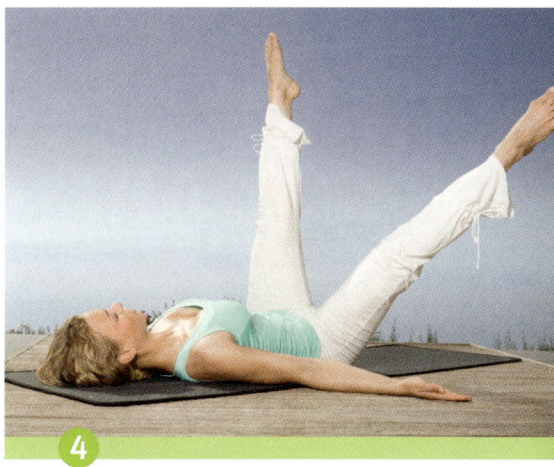

Weitere Beckenbalance-Varianten

Experimentieren Sie mit der neu gewonnenen Stabilität Ihres Beckens. Bereiten Sie sich jeweils einatmend auf die Bewegung vor, atmen Sie durch den Mund aus, lenken Sie die Bauchdecke zur Wirbelsäule – und probieren Sie folgende Varianten aus:

➤ Lassen Sie ein Bein über die Matte in die Streckung gleiten. ❸
➤ Strecken Sie ein Bein senkrecht zur Decke, lenken Sie ausatmend die Bauchdecke nach innen und oben und lassen Sie das gestreckte Bein wieder nach unten schweben.
➤ Probieren Sie kontrolliert und präzise aus, wie weit und in welche Richtungen Ihre Beine tanzen können – Becken und unterer Rücken bleiben stabil. ❹

YogaPilates – das bringt Ihnen die Verbindung

Die gekonnte Beckenbalance verbessert sofort fühlbar die Stabilität in allen stehenden Yoga-Übungen (ab Seite 65). Getragen aus der inneren Stärke können Sie gelassen in den Asanas verweilen und den Geist entspannen.

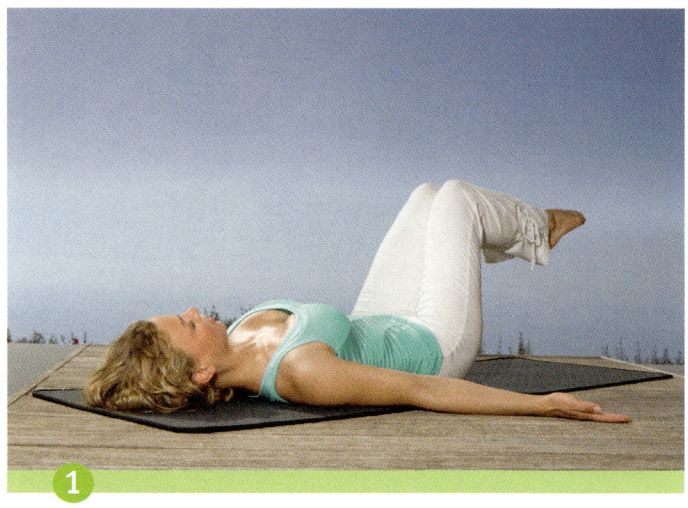

WAS DIESE ÜBUNG BEWIRKT

● Verbessert das komplexe Zusammenspiel aller Muskeln im Körperzentrum.

● Stärkt den Beckenboden.

● Regt den venösen Rückstrom in den Beinen an.

Double Leg Circles

➤ In Rückenlage mit angehobenen, gebeugten Beinen schmiegen Sie beide Knie aneinander. Die Arme liegen lang neben dem Körper. ❶ Atmen Sie zur Vorbereitung ein.

➤ Ausatmend nehmen Sie an den Innenseiten der Oberschenkel eine sanfte Spannung wahr, die Sie über den Beckenboden zur Innenseite der Wirbelsäule lenken.

➤ Führen Sie mit beiden Beinen kleine Kreisbewegungen über dem Körper aus, während Ihre innere Kraft die Wirbelsäule stabilisiert.

➤ Vergewissern Sie sich, dass die Auflagefläche Ihres Körpers während der Bewegung unverändert bleibt. Selbst wenn Sie auf Sand liegen würden, wäre der Abdruck von Becken, Brustkorb und Kopf immer gleich.

➤ Bei ruhigem Atem mit der Betonung auf der Ausatmung können Sie die Kreise nach und nach vergrößern. Das Körperzentrum bleibt auch dabei stabil.

➤ Wie bei einer Spirale verkleinern Sie nun die Kreise und starten dann in die andere Richtung.

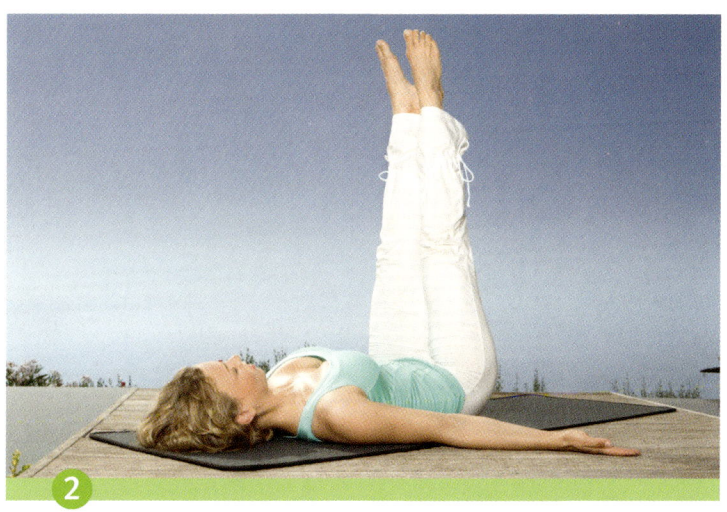

Variante

➤ Strecken Sie in neutraler Rückenlage beide Beine senkrecht nach oben aus.

➤ Drehen Sie die Beine aus den Hüftgelenken – die Fersen berühren sich, die Füße bilden ein V.

➤ Atmen Sie aus, während Sie die Bauchdecke nach innen und oben lenken und lassen Sie die gestreckten Beine kleine Kreise zeichnen – abwechselnd in beide Richtungen. Der Abstand zwischen Schambein und Bauchnabel bleibt während der gesamten Übung genau gleich. ❷

YogaPilates – das bringt Ihnen die Verbindung

Über die Feinheit der Yoga-Atmung sowie die Ruhe der Meditation verändert sich mit regelmäßiger Yoga-Praxis die Sensibilität für den eigenen Körper. So verbessern sich Ausrichtung und Wahrnehmung – beides wichtige Voraussetzungen, um auch Pilates erfolgreich zu üben.

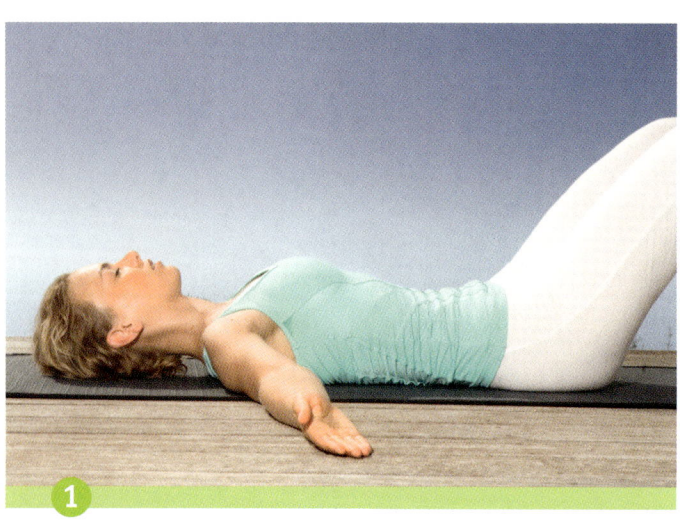

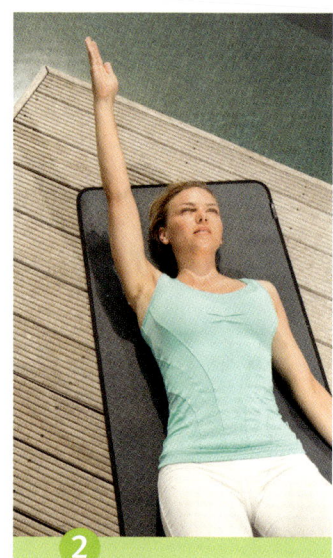

Ribcage Arms

➤ Beginnen Sie in Rückenlage mit aufgestellten Beinen. Entspannen Sie, lassen Sie Becken, Brustkorb und Kopf schwer
auf die Matte sinken. ❶

➤ Atmen Sie in den Rippenbereich der Rückenregion ein.

➤ Ausatmend ziehen Sie Ihre tiefen Bauchmuskeln behutsam
nach innen und oben, während Becken und Wirbelsäule völlig
neutral bleiben.

➤ Einatmend verlängern Sie Ihre Wirbelsäule.

➤ Atmen Sie aus, lenken Sie das rechte Schulterblatt in Richtung
Becken und führen Sie den rechten Arm im Bogen nach oben
und so weit nach hinten zum oberen Mattenrand, dass Ihr
Brustkorb unverändert liegen bleiben kann. ❷

➤ Atmen Sie ein, senken Sie den rechten Arm genauso achtsam
im Bogen zurück neben den Körper.

➤ Wiederholen Sie mit dem linken Arm. Ihre Aufmerksamkeit
bleibt bei der unveränderten Auflagefläche des Brustkorbs.
Während Ihre Schulterblätter nach unten gleiten, schwebt Ihr
Arm sanft nach oben.

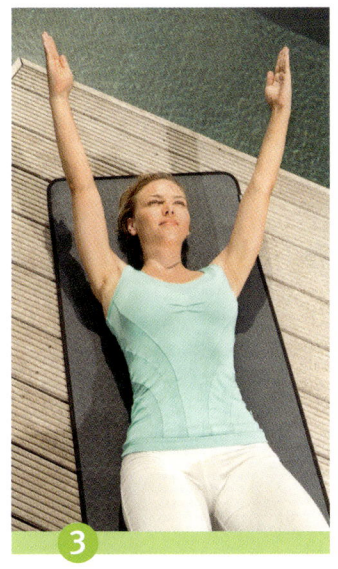

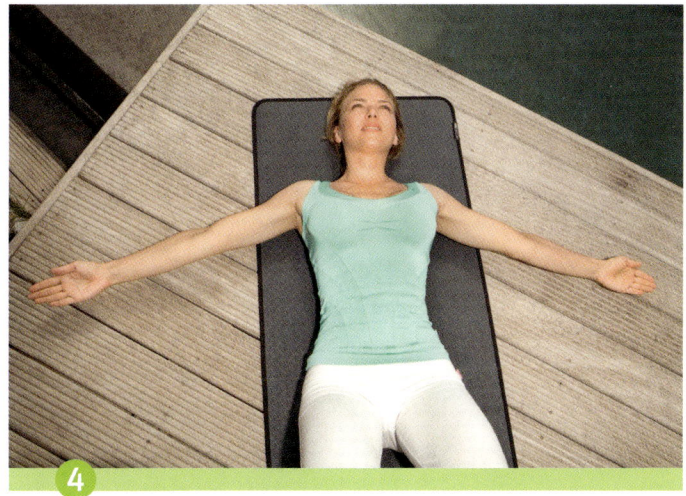

Variante

➤ Nach mehreren Wiederholungen schmiegen Sie noch einmal bewusst den Brustkorb an die Matte und führen ausatmend beide Arme gleichzeitig im Bogen zurück. ❸

➤ Öffnen Sie einatmend die Arme zur Seite und führen Sie sie horizontal seitlich wieder zum Becken zurück. ❹

➤ Bleiben Sie im Rhythmus des Atems bei der kreisenden Bewegung beider Arme. Führen Sie die Armbewegung aus Ihrer inneren Kraft heraus und entspannen Sie dabei mehr und mehr Hals, Schultern und Gesicht.

YogaPilates – das bringt Ihnen die Verbindung

Beim Üben der Yoga-Rückbeugen (ab Seite 62) lernen Sie, wie wichtig es ist, den unteren Rücken zu schonen. Das gilt auch für Pilates: Der Brustkorb bleibt senkrecht über dem Becken. Jede Verschiebung nach vorn, jedes Anheben des unteren Rippenbogens würde den unteren Rücken stauchen.

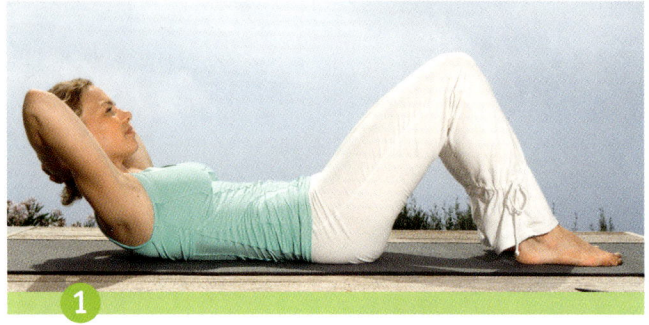

Abdominal Curl

➤ In Rückenlage mit aufgestellten Füßen verschränken Sie die Hände hinter dem Kopf. Ihre Daumen befinden sich am unteren Rand des Schädelknochens, die Ellenbogen zeigen zur Decke.

➤ Durch leichten Zug der Daumen während des Einatmens verlängern Sie behutsam den Nacken, es entsteht eine minimale Nickbewegung. Der Kehlbereich bleibt weit und frei.

➤ Atmen Sie aus und schieben Sie das Brustbein weit weg vom Kinn. Die Rippenbögen fließen in Richtung Becken. Lenken Sie den Bauch nach innen und heben Sie Kopf und Schultern im großen Bogen an, bis Sie durch die Beine schauen können. ❶

➤ Atmen Sie ein und legen Sie sich Wirbel für Wirbel wieder ab.

➤ Wiederholen Sie die Curls mehrmals. Konzentrieren Sie sich bei den Bewegungen darauf, das Brustbein und die unteren Rippenbögen zu senken.

) WAS DIESE ÜBUNG BEWIRKT

● Schenkt einen flachen Bauch.
● Mobilisiert behutsam die Brustwirbelsäule.

Schwierigere Variante

➤ Strecken Sie die Beine senkrecht zur Decke. Wiederholen Sie die Curls und beachten Sie die Beckenstabilisation. ❷

YogaPilates – das bringt Ihnen die Verbindung

Im Yoga lernen Sie, sich auf das Wesentliche zu konzentrieren und gelassen zu üben. Das hilft Ihnen auch, die Pilates-Devise »Weniger ist mehr« umzusetzen: Kleine Bewegungen können große Wirkungen haben.

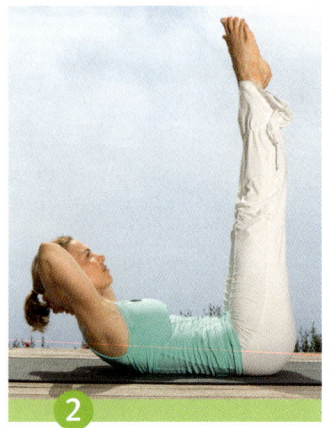

Ribcage Circle

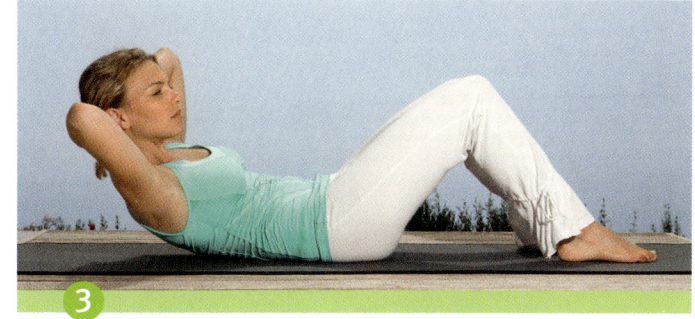

- Sie sind in Rückenlage, Füße aufgestellt, Hände hinter dem Kopf.
- Einatmend verlängern Sie die Wirbelsäule: Das Becken zieht sanft zu den Füßen, der Hinterkopf zum oberen Mattenrand.
- Atmen Sie aus, lassen Sie das Brustbein sinken und schieben Sie den Rippenbogen zum Becken. Bewegen Sie den Oberkörper von rechts nach oben über die linke Seite wieder nach unten. ❸
- Kommen Sie wieder in die Rückenlage, atmen Sie ein.
- Atmen Sie aus und beginnen Sie den Kreis von links. Nacken, Kiefer und Gesicht bleiben entspannt.
- Kreisen Sie im Rhythmus des Atems weiter abwechselnd nach rechts und links. Führen Sie die Bewegung stets aus dem flachen Bauch heraus und ziehen Sie aktiv die Rippenbogen zum Becken.

Variante

- Strecken Sie beide Beine senkrecht zur Decke und lassen Sie Ihren Brustkorb abwechselnd rechts und links herum kreisen. ❹

WAS DIESE ÜBUNG BEWIRKT

- Trainiert die gesamte Bauchmuskulatur.
- Mobilisiert den Brustkorb.

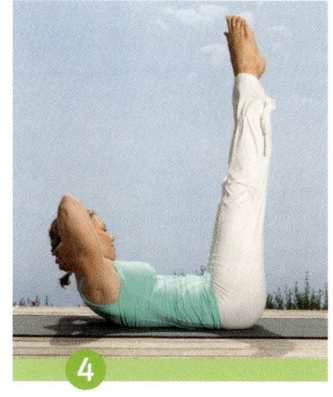

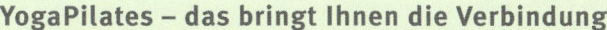

YogaPilates – das bringt Ihnen die Verbindung

Im Yoga kommt es darauf an, dass die Asanas stabil und dabei angenehm leicht gehalten werden. Das ist am Anfang schwierig, gelingt aber durch die bewusste Konzentration auf den Atem immer besser. Sie werden merken, dass Sie diese Fähigkeit auch in Ihrer Pilates-Praxis nutzen können.

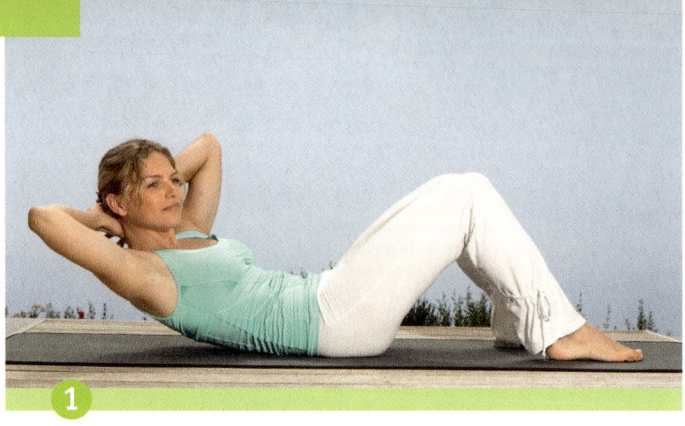

● Trainiert die schräge Bauchmuskulatur.
● Mobilisiert die Brustwirbelsäule.

Curl-up diagonal

➤ Beginnen Sie wieder in Rückenlage, die Hände hinter dem
  Kopf. Lassen Sie den Kopf mit dem ganzen Gewicht in die
  Hände sinken.
➤ Einatmend machen Sie eine kleine Nickbewegung, als wollten
  Sie unauffällig Ja sagen.
➤ Ausatmend schieben Sie den linken Rippenbogen diagonal
  zur rechten Beckenseite. Heben Sie den Oberkörper schräg an,
  das Becken bleibt neutral ausgerichtet. ❶
➤ Atmen Sie ein und legen Sie sich zurück auf die Matte.
➤ Während Sie ausatmen, rollen Sie den Oberkörper diagonal
  nach links auf. Der Abstand der Ellenbogen bleibt unverändert.
  Sie rotieren mit der Wirbelsäule und führen die Bewegung mit
  den schrägen Bauchmuskeln.

YogaPilates – das bringt Ihnen die Verbindung

Der Körper wird im Yoga als göttliches Geschenk betrachtet. Die Asanas fördern einen bewussten Umgang mit ihm,
weil man sich dadurch auf der geistigen Ebene weiterentwi-
ckeln kann. Wie nebenbei bleibt dabei auch der Körper fit.
Mit dieser Einstellung wird auch Pilates zu einer Erfahrung
der inneren Kraft.

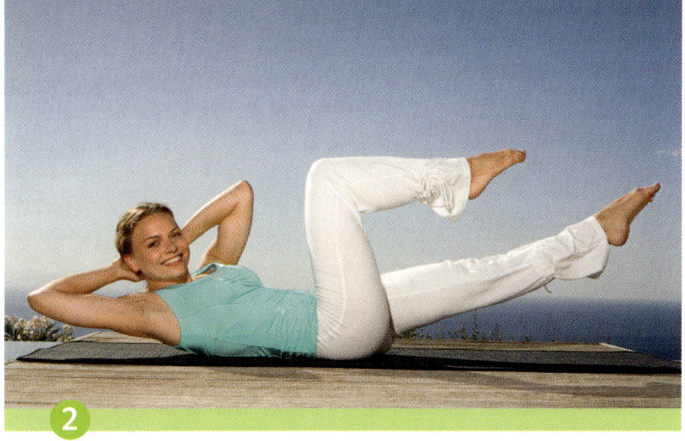

Criss Cross

- ➤ Rückenlage, Beine in der Tischposition, Hände hinter dem Kopf.
- ➤ Einatmend verlängern Sie die Wirbelsäule.
- ➤ Ausatmend senken Sie das Brustbein, lenken die Bauchdecke nach innen und heben Kopf und Oberkörper in großem Bogen an.
- ➤ Pausieren Sie in dieser Haltung, während Sie in den seitlichen und hinteren Raum des Brustkorbs einatmen.
- ➤ Ausatmend drehen Sie den Oberkörper aus der Brustwirbel-säule heraus nach rechts. Zugleich schieben Sie das linke Bein nach vorn. Halten Sie den Abstand zwischen den Ellenbogen weit, lenken Sie den Blick außen am oberen Bein vorbei. ❷
- ➤ Einatmend drehen Sie zurück, der Oberkörper bleibt angehoben.
- ➤ Atmen Sie durch den Mund aus und wechseln Sie die Seite.
- ➤ Wiederholen Sie die Bewegungen im gleichmäßigen Rhythmus mehrfach nach rechts und links.

) WAS DIESE
) ÜBUNG
BEWIRKT

- ● Trainiert die Bauchmuskeln.
- ● Dehnt den Hüftbeuger.
- ● Streckt die Leiste.
- ● Fördert die Koordination.

YogaPilates – das bringt Ihnen die Verbindung

Im Pilates unterstützt der Atem die Bewegung und gibt ihr Impulse. Im Yoga dient er oft als »Fühler« für das Befinden, denn ein gleichmäßig fließender Atem spiegelt innere Ruhe wider. Beide Facetten zu kennen ermöglicht es, die tiefe Kraft des Atems zu erleben und angemessen einzusetzen.

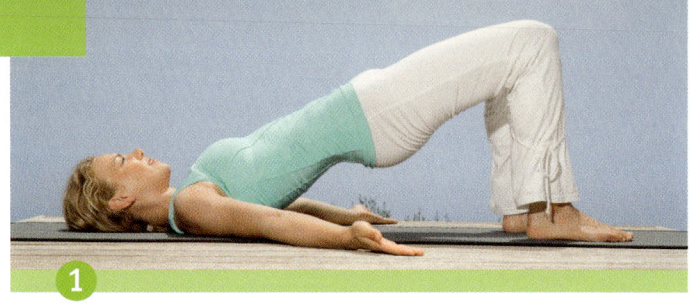

) WAS DIESE
ÜBUNG
BEWIRKT

- Mobilisiert die Wirbelsäule.
- Aktiviert den Beckenboden.
- Verbessert die Stabilisation in
der Aufrichtung.

Bridging

➤ Sie sind in Rückenlage, die Füße aufgestellt und hüftgelenksbreit, so dass noch ein Fuß dazwischenpasst. Finden Sie für die Arme eine angenehme Lage neben dem Körper, Schultern entspannt.

➤ Ausatmend lassen Sie die Bauchdecke zur Wirbelsäule sinken und rollen über das Kreuzbein, bis das Steißbein nach oben zeigt.

➤ Lösen Sie Wirbel für Wirbel den Rücken von der Matte, bis das Gewicht gleichmäßig auf Schulterblätter und Füße verteilt ist. ❶

➤ Einatmend die Knie nach vorn schieben, die Leisten strecken sich. Halten Sie sich aus dem Körperzentrum; das Gesäß ist entspannt.

➤ Ausatmend lassen Sie das Brustbein nach innen sinken. Rollen Sie die Brustwirbelsäule Stück für Stück ab. Senken Sie dann alle Lendenwirbel nacheinander ab. Rollen Sie das Kreuzbein so weit ab, bis die Sitzbeinknochen wieder zu den Fersen zeigen.

➤ Bereiten Sie sich einatmend auf das nächste Aufrollen vor.

Variante

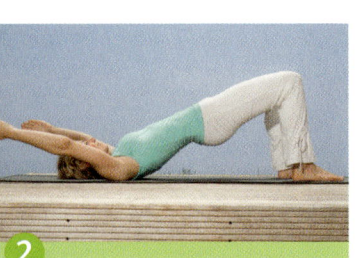

Richten Sie in der Schulterbrücke die Sitzbeinknochen in Richtung Kniekehlen aus. Führen Sie in der Brücke Ribcage Arms aus. ❷

YogaPilates – das bringt Ihnen die Verbindung

Der Nutzen einer Übung wie Bridging lässt sich auch mit der alten Yoga-Lehre erklären. Dort wird die Wirbelsäule nämlich als wichtiger Energiekanal angesehen. Ihre Beweglichkeit ist für einen harmonischen Energiefluss nötig.

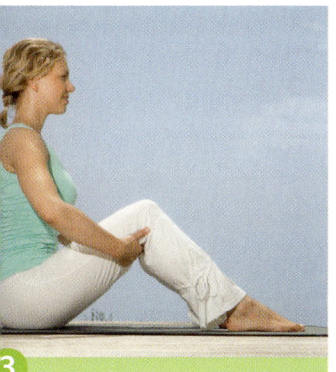
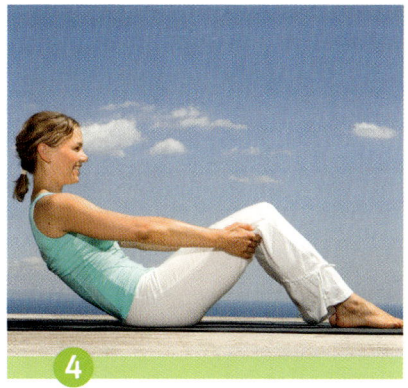
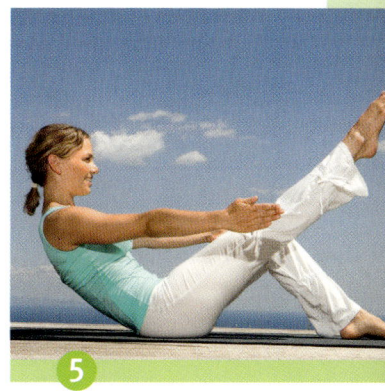

Curl-down

➤ Beginnen Sie im aufrechten Sitz mit aufgestellten Füßen. Setzen Sie sich auf den höchsten Punkt Ihrer Sitzbeinknochen und schieben Sie den Scheitel weit nach oben. ❸

➤ Ausatmend aktivieren Sie den Beckenboden, nähern die Sitzbeinknochen einander an und schieben sie in Richtung Fersen.

➤ Höhlen Sie den Bauch. Dabei sinkt das Kreuzbein nach hinten und es entsteht ein harmonischer C-Bogen vom Steißbein bis hinauf zum Scheitel. ❹

➤ Einatmend führen Sie die Schultern über das Becken und richten sich wieder von unten nach oben im Sitz ein. In Ihrer Vorstellung schiebt das Kreuzbein den Scheitel zur Decke.

Variante

➤ Bringen Sie beim Curl-down ein Bein gestreckt nach oben. ❺

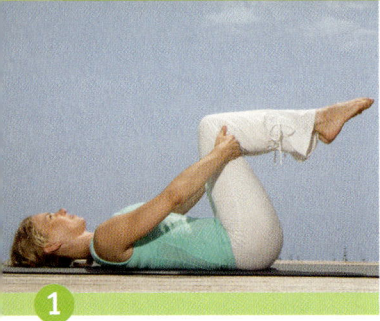

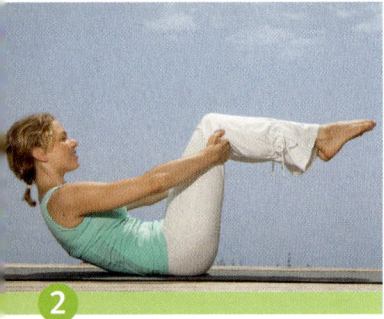

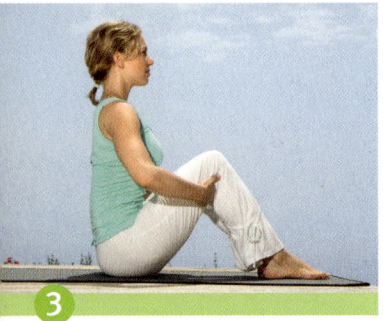

Assisted Roll-up

➤ In Rückenlage richten Sie die Beine in der Tischposition aus und umgreifen die Rückseite Ihrer Oberschenkel. **1**

➤ Atmen Sie tief in den seitlichen und den hinteren Raum des Brustkorbs ein.

➤ Lassen Sie ausatmend das Brustbein sinken. Schieben Sie die Rippen zum Becken und lenken Sie die Bauchdecke behutsam nach innen. Rollen Sie sich vom Kopf beginnend in einem großen Bogen auf. **2**

➤ Lassen Sie die Beine in die Hände sinken.

➤ Kommen Sie in einer gleichmäßig fließenden Bewegung mit runder Wirbelsäule in den Sitz, bis beide Füße nebeneinander auf dem Boden stehen. **3**

➤ Richten Sie sich einatmend von der Basis der Wirbelsäule auf.

➤ Während Sie ausatmen, leiten Sie das Abrollen mit dem Beckenboden ein. Legen Sie das Kreuzbein und alle Wirbel nacheinander wieder ab.

➤ Rollen Sie mehrfach auf und ab. Überlassen Sie nichts der Schwerkraft, sondern kontrollieren Sie die Bewegung aus Ihrem Körperzentrum. Sie können in jeder Sekunde die Bewegung unterbrechen und sich ausbalancieren.

WAS DIESE ÜBUNG BEWIRKT

● Schult die Beckenhaltung.
● Harmonisiert die natürliche Schwingung der Wirbelsäule.

YogaPilates – das bringt Ihnen die Verbindung

Yoga und Pilates werden heute gleichermaßen in vielen Stilen und Variationen angeboten. Fließende, gleitende Bewegungen sind dabei sehr beliebt, um die starren Haltungen des modernen Alltags auszugleichen. YogaPilates bietet genau das – in der optimalen Kombination.

Roll-up

➤ Strecken Sie in Rückenlage beide Beine zum unteren und beide Arme zum oberen Mattenrand aus. ❹

➤ Atmen Sie ein, heben Sie die Arme senkrecht nach oben.

➤ Ausatmend lenken Sie die Bauchdecke nach innen und rollen sich mit dem Kopf beginnend Wirbel für Wirbel zum Sitzen auf. Beide Beine bleiben schwer am Boden liegen. ❺

➤ Mit der folgenden Einatmung dehnen Sie sich nach vorn oben. Verlängern Sie sich über die Vorderseite des Körpers. ❻

➤ Mit der Ausatmung legen Sie das Kreuzbein und dann den Rücken Wirbel für Wirbel zurück auf die Matte.

YogaPilates – das bringt Ihnen die Verbindung

Wenden Sie ein Prinzip des Yoga an: Zwingen Sie den Körper nicht. Wenn die Beine im Roll-up abheben, ist das ein deutliches Signal für Überforderung. Stattdessen Assisted Roll-up zu üben schützt die Lendenwirbelsäule.

WAS DIESE ÜBUNG BEWIRKT

● Kräftigt die Bauchmuskulatur.
● Schult das Körpergefühl für sanft fließende und kraftvolle Bewegungen.

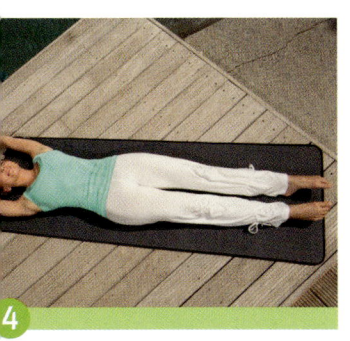

4

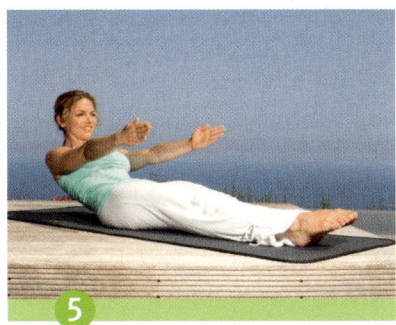

5

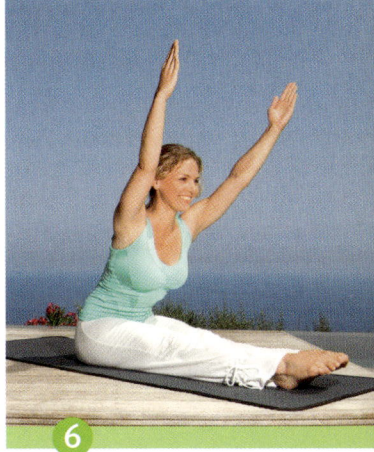

6

)

**WAS DIESE
ÜBUNG
BEWIRKT**

● Kräftigt die Gesäßmuskulatur, die das Bein abspreizt.
● Verbessert die Bewegungsführung aus dem Hüftgelenk.

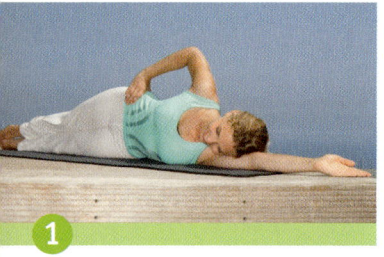

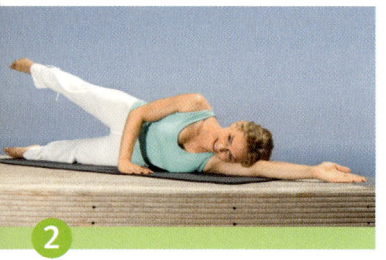

Side-Kick Abduction

➤ Legen Sie sich lang ausgestreckt auf die linke Seite. Der untere Arm, der Oberkörper und beide Beine bilden eine Linie.

➤ Stützen Sie die rechte Hand in die Taille. Schieben Sie die obere Beckenseite in Richtung Füße und richten Sie beide Sitzbeinknochen in Richtung Fersen aus. Beide Beckenseiten befinden sich jetzt senkrecht übereinander. Nehmen Sie die angenehme Verlängerung des unteren Rückens wahr. Um diese Ausrichtung zu verinnerlichen, können Sie einige Male hin und her schaukeln. ❶

➤ Ausatmend ziehen Sie Taille und Bauch gefühlvoll nach innen.

➤ Mit der folgenden Ausatmung verlängern Sie das obere Bein und heben es gestreckt an. Die untere Taille bleibt dabei unverändert angehoben. ❷

➤ Stellen Sie sich einen taillenbreiten Kraftgürtel vor: Er zieht von der Lendenwirbelsäule nach vorn und verbindet Becken und unteren Rippenbogen. Bauch und Taille werden so nach innen gezogen.

➤ Atmen Sie ein und senken Sie dabei das rechte Bein.

➤ Wiederholen Sie das Anheben und Senken einige Male und gehen Sie dann zum Side-Kick Adduction über. Üben Sie danach beide Bewegungen mehrmals zur anderen Seite.

YogaPilates – das bringt Ihnen die Verbindung

Im Yoga geht man davon aus, dass die persönliche Entwicklung ein sinnvolles Maß an Disziplin benötigt. Nutzen Sie diesen Grundsatz auch im Pilates: Erst die Bereitschaft zum regelmäßigen, konzentrierten Üben führt zum Erfolg.

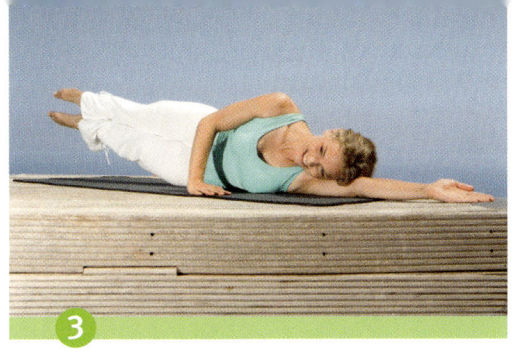

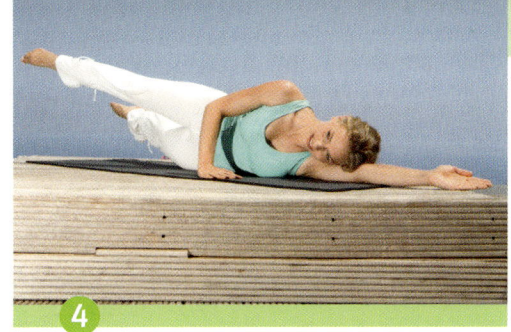

③ ④

Side-Kick Adduction

➤ Das obere Bein schwebt in Seitlage in der Luft. Heben Sie ausatmend das untere Bein, bis sich die Fersen berühren. ❸

➤ Senken Sie einatmend das Bein. Alles andere bleibt unverändert.

Variante

➤ Denken Sie sich in die Länge und bewegen Sie beide Beine gestreckt und zügig vor und zurück. Diese kleinen wackligen Bewegungen fordern Ihre stabilisierende Muskulatur. ❹

Wenn Sie sich steigern wollen

➤ In Seitenlage verschränken Sie die Hände hinter dem Kopf, lenken die Schulterblätter zum Becken, bis der Oberkörper sich anhebt, der Kopf ist in Verlängerung der Wirbelsäule.

➤ Nun balancieren Sie sich auf den Ellenbogen aus ❺, stabilisieren sich aus dem Körperzentrum heraus und führen alle drei Side-Kick-Übungen in dieser Ausgangsposition aus.

WAS DIESE ÜBUNG BEWIRKT

● Kräftigt die innere Oberschenkelmuskulatur.
● Verbessert die gesamte Rumpfkontrolle.

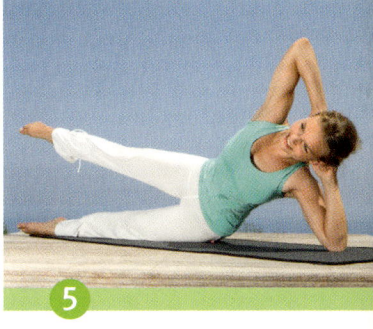

❺

YogaPilates – das bringt Ihnen die Verbindung

Je komplexer die Herausforderung, desto größer die Anforderung an die Konzentration. In Yoga-Meditationen (ab Seite 74) und Balanceübungen (ab Seite 65) können Sie diese Fokussierung üben.

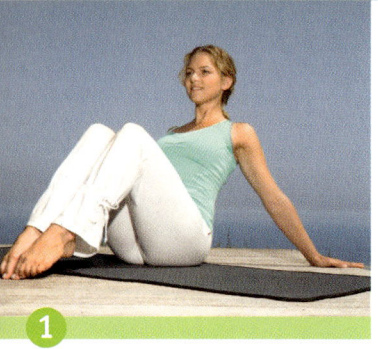

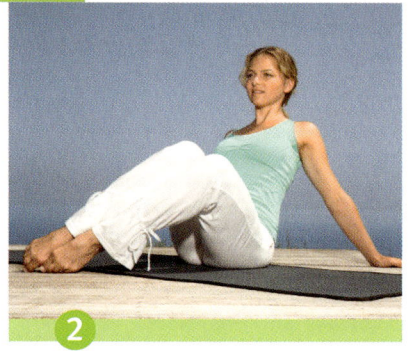

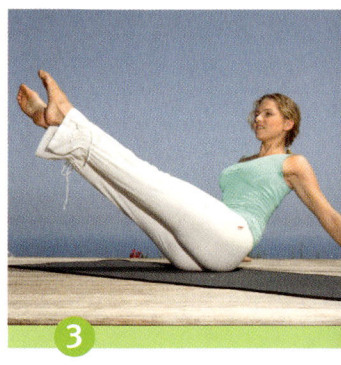

WAS DIESE ÜBUNG BEWIRKT

● Fördert das Bewusstsein für eine aufrechte Haltung.
● Verbessert die Balance.

Cancan

➤ Im aufrechten Sitz mit gebeugten Knien setzen Sie die Hände hinter dem Körper auf, die Fingerspitzen weisen nach hinten.
➤ Verlagern Sie das Gewicht etwas hinter die Sitzbeinknochen. Heben Sie die Fersen an und wachsen Sie nach oben. ❶
➤ Lenken Sie ausatmend den Bauchnabel nach innen und oben. Lassen Sie Ihr Dekolleté »strahlen«, die Schultern weiten sich.
➤ Führen Sie einatmend die Knie zur linken Seite. ❷
➤ Atmen Sie aus und führen Sie die Beine wieder vor den Körper.
➤ Atmen Sie ein und führen Sie die Knie nach rechts.
➤ Wiederholen Sie zu beiden Seiten abwechselnd. Der Oberkörper bleibt aufgerichtet, die Belastung der Hände ausgeglichen.

Variante

➤ Strecken Sie die Beine am Ende der Einatmung aus. ❸
➤ Ausatmend führen Sie sie gestreckt vor den Körper. Abschließend werden sie gebeugt. Nach links wiederholen.

YogaPilates – das bringt Ihnen die Verbindung

Im Yoga steht die Erde für Vertrauen und Stabilität, der Himmel für Leichtigkeit und Ideen. Der Körper verbindet beides. Dieses Bild unterstützt auch Ihr Pilates-Training.

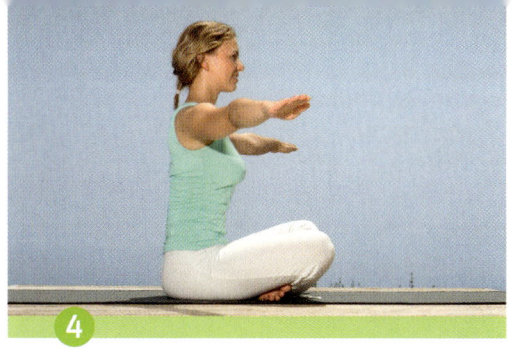

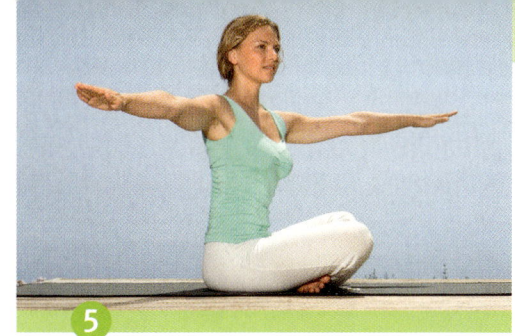

Spine Twist

➤ Im aufrechten Sitz auf beiden Sitzbeinknochen strecken Sie die Beine leicht gegrätscht nach vorn aus und schieben den Scheitel nach oben zur Decke. Gelingt es Ihnen auf diese Weise nicht mühelos, gerade zu sitzen, dann beugen Sie die Beine in einen Schneidersitz oder setzen sich auf ein Kissen.

➤ Ausatmend senken Sie beide Schulterblätter nach unten und lassen die Arme leicht zur Seite gleiten. ④

➤ Mit der folgenden Ausatmung drehen Sie die Wirbelsäule wie eine Spirale über die gesamte Länge zur rechten Seite. ⑤

➤ Atmen Sie ein und drehen Sie sich wieder zurück.

➤ Halten Sie bei den Drehungen nach links und rechts jeweils beide Seiten der Taille gleichmäßig ausgerichtet. Ihr Brustkorb schwebt über dem Becken und dreht sich mühelos hin und her.

Variante

➤ Üben Sie den Spine Twist mit gestreckten Beinen. ⑥

) WAS DIESE ÜBUNG BEWIRKT

● Kräftigt den Rücken.
● Streckt die Wirbelsäule in der harmonischen Drehung.
● Dehnt die Beinrückseite in der Variation mit gestreckten Beinen.

YogaPilates – das bringt Ihnen die Verbindung

Im Yoga ist es ein wichtiges Ziel, die Achtsamkeit zu schulen und das Verhalten wertfrei wahrzunehmen. Die Kombination von Pilates-Präzision und yogischer Achtsamkeit sorgt für eine größere Wertschätzung des Körpers und sensibilisiert Sie für seine Bewegungen.

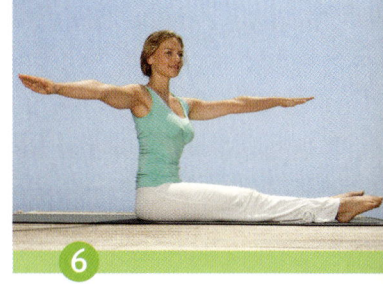

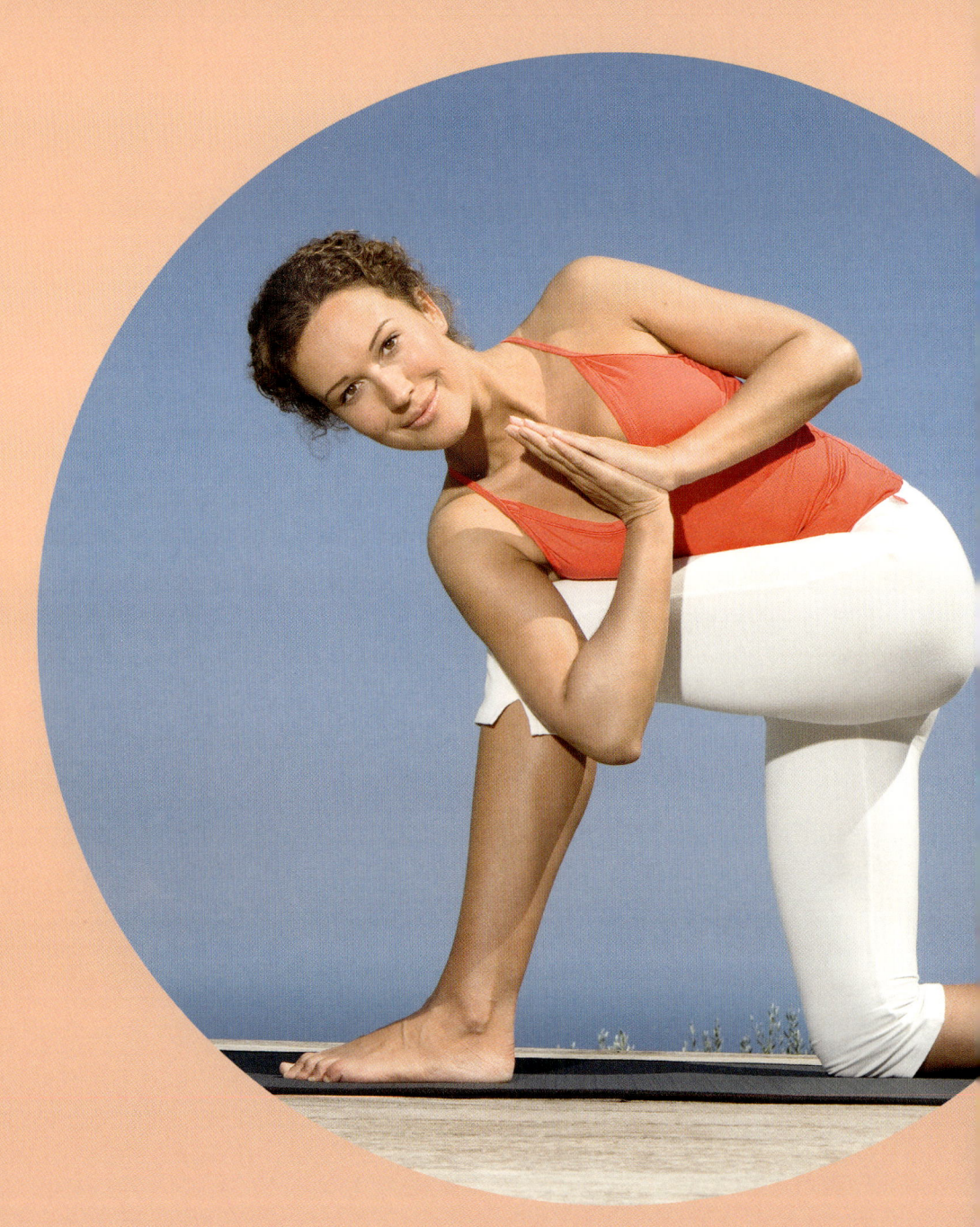

YOGA – MEDITATION IN BEWEGUNG

Tauchen Sie ein in die Welt der »bewegten Entspannung« aus fließenden und gehaltenen Yoga-Positionen! Sie fokussieren sich auf Ihren Atem und Ihren Körper – und erleben so Ausgeglichenheit und Ruhe. Knochen, Muskeln und Gelenke werden in jedem Asana einfühlsam ausgerichtet. Das harmonisiert den Körper – und beruhigt gleichzeitig Gedanken und Emotionen.

Den Blick nach innen wenden

Nachdem Sie ein sicheres Gespür für Pilates bekommen haben, ist jetzt Yoga an der Reihe: Hier kann jedes Asana zum Erlebnis werden, wenn Sie Ihren Blick nach innen wenden und sich aufmerksam in die jeweilige Haltung hineinfühlen.

Kindeshaltung

➤ Beginnen Sie in der Haltung der Katze. ❶
➤ Ausatmend schieben Sie das Becken zu den Fersen, legen den Oberkörper auf den Oberschenkeln, Stirn und Unterarme auf der Matte ab. Lassen Sie die Schwerkraft wirken, das Gewicht des Oberkörpers sinkt nach unten. ❷
➤ Entspannen Sie, atmen Sie in die Länge und Weite des Rückens.

YogaPilates – das bringt Ihnen die Verbindung

Auch nach kraftvollen Pilates-Übungen ist die Kindeshaltung eine wunderbare Entspannung: Sie finden Ruhe, sammeln sich in Ihrer Mitte und spüren Ihren Atem.

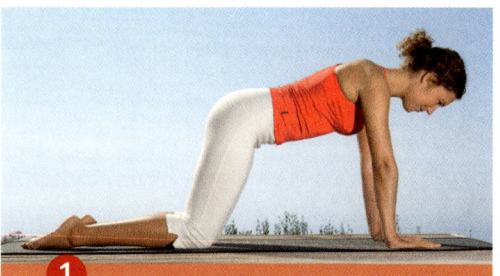

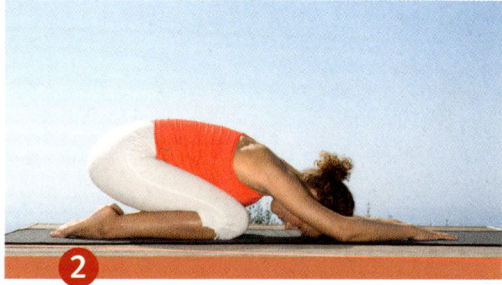

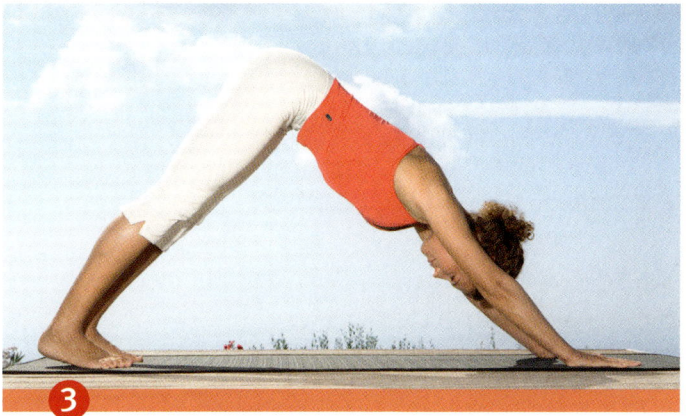

Berg

➤ Nehmen Sie die Haltung der Katze ein, die Finger gefächert. Nutzen Sie alle Fingerspitzen und die Handballen zum Stützen.

➤ Einatmend verlängern Sie gedanklich die Wirbelsäule.

➤ Ausatmend stellen Sie Zehen und Zehenballen auf, strecken beide Beine und schieben das Becken steil nach oben. ❸

➤ Verweilen Sie für einige Atemzüge im Berg, dehnen Sie die Sitzbeinknochen nach oben und die Fersen zum Boden. Rollen Sie die Schultern nach außen, weit weg von den Ohren.

➤ Dehnen Sie die gesamte Vorderseite des Körpers den Beinen entgegen – nicht einfach den Brustkorb nach vorn pressen.

➤ Wollen Sie das Asana beenden, senken Sie das Kinn zum Brustbein, runden den Rücken vom Kopf beginnend in einem harmonischen Bogen und senken die gebeugten Knie auf die Matte. Einatmend richten Sie sich vom Becken beginnend Wirbel für Wirbel in der Katzenposition aus.

〉 WAS DIESE ÜBUNG BEWIRKT

● Dehnt die Schultern und die Beinrückseiten.
● Richtet die Wirbelsäule auf.
● Verbessert nach und nach die Stützkraft der Arme.

YogaPilates – das bringt Ihnen die Verbindung

Das Pilates-Prinzip der Rippen-Becken-Integration (siehe Schlüsselelement Brustkorb, Seite 25) unterstützt die gleichmäßige Ausrichtung der Wirbelsäule im Berg.

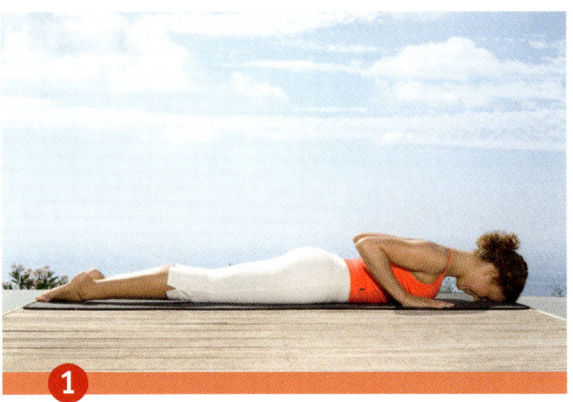

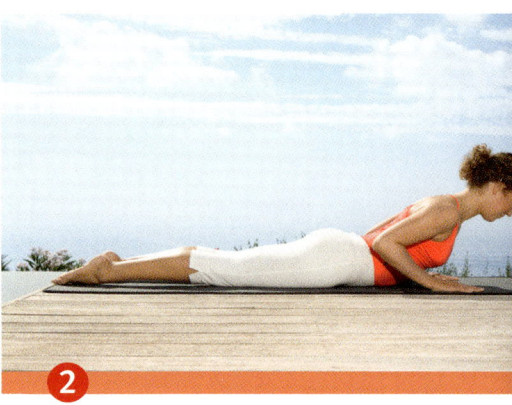

) WAS DIESE
ÜBUNG
BEWIRKT

● Dehnt die Brustmuskulatur.
● Kräftigt die aufrichtende Mus-
kulatur des Rückens.
● Gleicht Fehlhaltungen der
Schultern aus.

Kobra

➤ In Bauchlage legen Sie beide Hände eng neben dem Brustkorb auf, so dass sich die Fingerspitzen unter den Schultern befin-den. Die Stirn ruht auf der Matte. ❶

➤ Entspannen Sie die vordere Oberschenkelmuskulatur und das Gesäß. Schmiegen Sie beide Leisten an die Matte. Rollen Sie das Becken sanft ein, um beide Sitzbeinknochen in Richtung Fersen zu lenken.

➤ Verlängern Sie einatmend die Wirbelsäule und richten Sie langsam vom Herzen aus den Oberkörper auf. Der Nacken bleibt faltenfrei, die Schulterblätter gleiten Richtung Becken. Übertragen Sie das Gewicht auf die Hände und steigen Sie wei-ter auf, während der untere Rücken seine Länge behält. ❷

➤ Ausatmend legen Sie Oberkörper und Stirn wieder ab.

➤ Getragen vom Rhythmus Ihres Atems steigt der Oberkörper zunächst aus der Kraft des Rückens und dann durch die Unter-stützung der Arme auf. Mit der Ausatmung sinkt er wieder. Entscheidend für das angenehme Erlebnis der Aufrichtung ist nicht die Höhe des Oberkörpers: Wichtig ist, dass die Wirbel-säule lang bleibt und die Schultern nach hinten sinken.

➤ Nach einigen Wiederholungen halten Sie das Asana mehrere ruhige Atemzüge lang. Der Blick ist zum Horizont gerichtet.

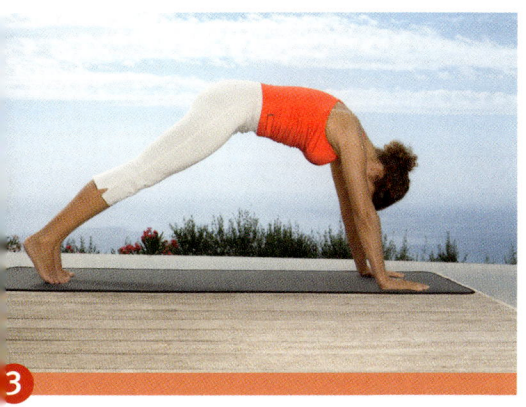

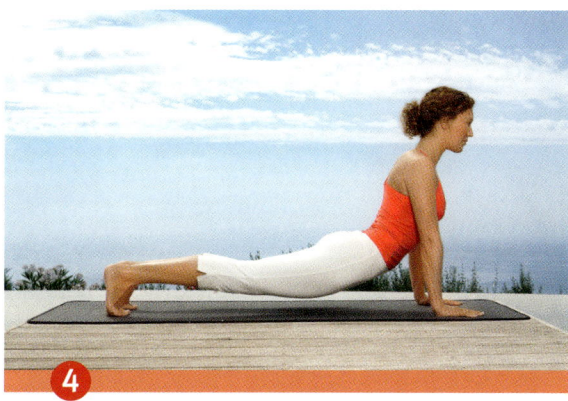

Visualisieren Sie den Brustkorb als ein Segel, das sich weitet
und sich leicht mit Ihrer Atmung bewegt.
➤ Gleiten Sie über die Haltung der Katze in die ausgleichende
Kindeshaltung (Seite 60) und spüren Sie der Übung nach.

Variante: Erhobene Kobra

➤ Beginnen Sie im Berg (Seite 61). Ausatmend senken Sie das
Kinn zum Brustbein und runden den Rücken vom Kopf begin-
nend. Verlagern Sie das Gewicht nach vorn auf beide Arme. ❸
➤ Einatmend senken Sie behutsam das Becken und strecken die
Leisten. Rollen Sie vom Becken beginnend Wirbel für Wirbel in
eine kontrollierte Rückbeuge – die erhobene Kobra. ❹
➤ Ausatmend schieben Sie das Becken nach oben in den Berg.
Halten Sie die Position einatmend und beginnen Sie von vorn.

YogaPilates – das bringt Ihnen die Verbindung

Die Pilates-Technik, unteren Rippenbogen und Becken bewusst in Verbindung zu spüren, kann in dieser Rückbeuge
den unteren Rücken stabilisieren und schützen.

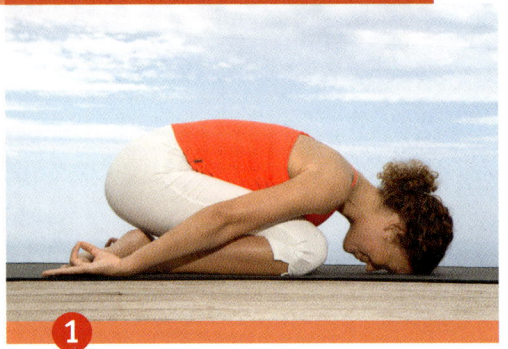

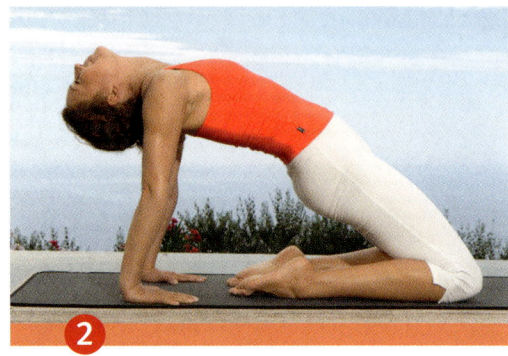

- Dehnt die vordere Oberschenkelmuskulatur.
- Streckt die Leisten.
- Schenkt Weite in der Körpervorderseite.

Kamel

➤ Beginnen Sie in der Haltung des Kindes. ❶ Legen Sie die Arme zurück. Die Handrücken ruhen neben den Füßen auf der Matte.

➤ Ausatmend rollen Sie das Becken ein, verlagern das Gewicht nach hinten und setzen beide Hände mit den Fingerspitzen zu den Füßen hinter dem Körper auf.

➤ Einatmend aktivieren Sie den Beckenboden, heben das Becken und strecken die Leisten. Sie rollen kontrolliert Wirbel für Wirbel in eine langgezogene Rückbeuge. Die gleichmäßige Beugung über die gesamte Länge der Wirbelsäule schützt unteren Rücken und Nacken. Wählen Sie eine angenehme Kopfposition. ❷

➤ Ausatmend senken Sie das Becken zu den Fersen und neigen sich aus den Hüftgelenken nach vorn. Gleiten Sie aus der Rückbeuge in die Vorbeuge und legen Sie den Oberkörper entspannt wieder auf den Beinen ab.

➤ Gleiten Sie mehrmals aus der Kindeshaltung in das Kamel.

➤ Verweilen Sie nun für einige tiefe Atemzüge in der Rückbeuge.

➤ Spüren Sie in der ausgleichenden Kindeshaltung nach.

YogaPilates – das bringt Ihnen die Verbindung

Die Zentrierung im Pilates-Training (ab Seite 29) bewirkt eine angemessene Bauchkraft und kann in diesem Asana den unteren Rücken schützen.

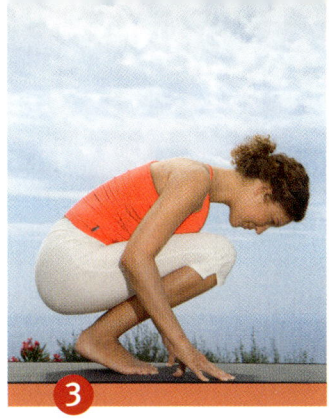
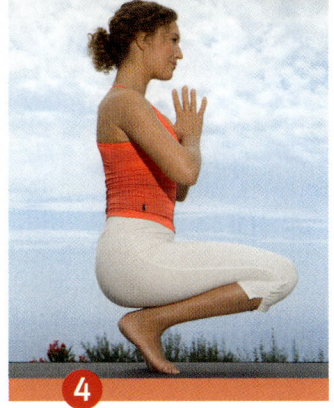

Zehenbalance

➤ Beginnen Sie in der Position des Berges (Seite 61). Einatmend heben Sie den Oberkörper leicht an und wenden den Blick über die Hände hinweg zum vorderen Mattenrand.

➤ Ausatmend heben Sie die Fersen, beugen sanft die Knie und springen kaum hörbar in Richtung Hände. ❸

➤ Balancieren Sie sich auf Zehen und Zehenballen aus, lenken Sie die Sitzbeinknochen in Richtung Fersen und rollen Sie sich einatmend vom Becken beginnend Wirbel für Wirbel auf. Sind die Schultern senkrecht über dem Becken, legen Sie die Hände vor dem Herzen im Anjali-Mudra (Seite 35) zusammen und richten abschließend den Kopf auf. ❹

➤ Halten Sie für mehrere tiefe Atemzüge das Asana. Aktivieren Sie den Beckenboden und richten Sie sich von innen auf, so dass Ihr Körpergewicht kaum auf den Waden lastet. Genießen Sie es, sich auszubalancieren.

) WAS DIESE
ÜBUNG
BEWIRKT

● Löst Blockaden der Zehen.
● Kräftigt die Fußmuskulatur.
● Schult Konzentration, Balance und Aufrichtung.

YogaPilates – das bringt Ihnen die Verbindung

Die Balance verbessert sich spürbar, wenn durch regelmäßiges Pilates-Training das Zusammenspiel der kleinen inneren Stützmuskeln geschult wird. Wenn Sie die Balance auch in kniffligen Situationen halten können, festigt sich Ihr Selbstwertgefühl und Ihr Mut wächst.

- Richtet das Becken auf.
- Verbessert das Gleichgewicht.

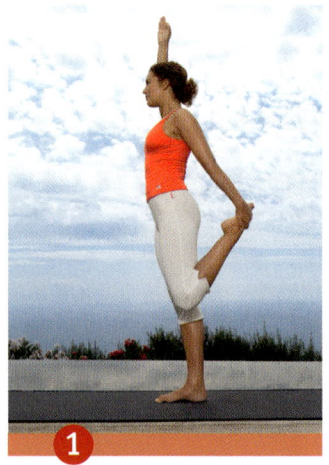

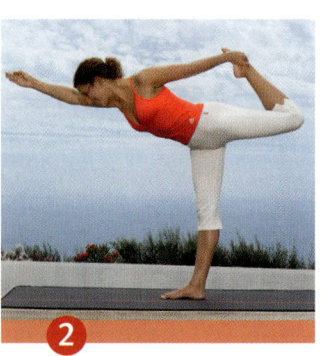

Tänzer

➤ Im aufrechten Stand verbinden Sie sich über Zehenballen und Fersen mit der Erde. Verlagern Sie das Gewicht nach rechts und wachsen Sie über rechtes Bein und rechtes Hüftgelenk nach oben.

➤ Umgreifen Sie mit der linken Hand den linken Fußspann. Richten Sie beide Knie nebeneinander aus. Schieben Sie sich mehr und mehr vom rechten Bein über die Wirbelsäule nach oben. Sie stehen vollkommen aufrecht.

➤ Einatmend führen Sie den rechten Arm über vorn nach oben. ❶

➤ Verweilen Sie mehrere Atemzüge so. Erden Sie sich auf der Standbeinseite und richten Sie sich anmutig wie eine Tänzerin auf.

➤ Senken Sie ausatmend den rechten Arm über die Seite. Ist er in Höhe der linken Fußspitze, lassen Sie den Fuß langsam und ruhig zum Boden sinken.

➤ Üben Sie nun zur anderen Seite.

Variante

➤ Legen Sie in der Haltung des Tänzers den Oberkörper nach vorn und schieben Sie den Fußspann in die linke Hand. Lassen Sie einen Bogen aus Bein, Oberkörper und Arm entstehen. ❷

YogaPilates – das bringt Ihnen die Verbindung

Balance-Haltungen fordern hundertprozentige Konzentration. Entspannung und Ruhe verbessern dabei das Gleichgewicht. Lenken Sie wie im Pilates-Programm die Bauchdecke in Richtung Wirbelsäule und verbinden Sie sich innerlich mit der Kraft in Ihrem Körperzentrum.

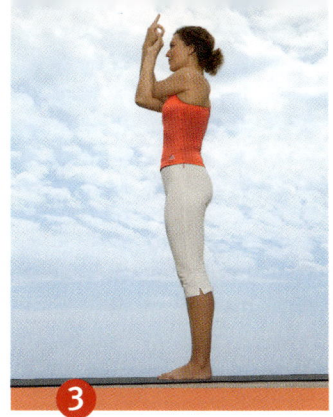
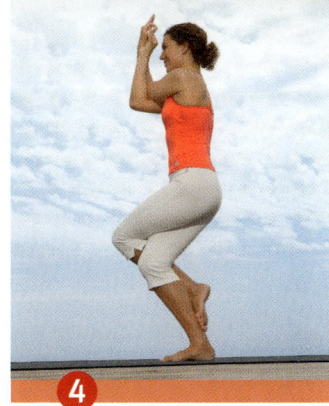

Adler

➤ Im aufrechten Stand führen Sie den linken gebeugten Ellenbogen so weit wie möglich über den rechten. Schlingen Sie die Unterarme umeinander, bis sich die Handinnenflächen berühren,
die Hände im Jnana-Mudra (Seite 34) sind auf Höhe der Stirn. ❸

➤ Verlagern Sie das Gewicht auf das rechte Bein, führen Sie das
linke Bein nach vorn und legen Sie es weit oben über den
rechten Oberschenkel. Beugen Sie sanft das rechte Bein und
schlingen Sie das linke weiter darum, bis der linke Fuß an der
rechten Wade liegt. Das Becken bleibt ausgeglichen. ❹

➤ Verweilen Sie für mehrere Atemzüge in der Haltung des Adlers.
Entspannen Sie den oberen Rücken, damit sich die Schulterblätter sanft nach außen schieben. Finden Sie auch in dieser
Herausforderung Ihre Balance. Nutzen Sie die Kraft Ihrer Konzentration zur Stabilität und weiten Sie sich nach außen.

➤ Üben Sie danach zur anderen Seite.

) WAS DIESE
) ÜBUNG
BEWIRKT

● Dehnt die Schultern und
die Oberschenkelaußenseiten.
● Weitet den Raum zwischen
den Schulterblättern.
● Balanciert die beiden Gehirn-
hälften aus.

YogaPilates – das bringt Ihnen die Verbindung

Nutzen Sie das Pilates-Prinzip der Länge und Weite (Seite 10). Streben Sie mit dem Scheitel nach oben und mit dem
Becken sanft nach hinten unten. Beachten Sie dabei die zwei
Schlüsselelemente zur Balance: ein ausgeglichener Atem
und ein fokussierter Geist.

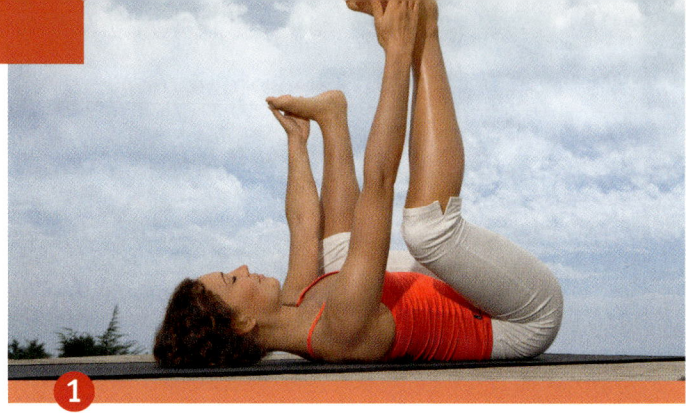

1

) WAS DIESE
ÜBUNG
BEWIRKT

● Dehnt sanft die Hüften und
die innere sowie hintere Oberschenkelmuskulatur.
● Entlastet den unteren Rücken.

Spinne

➤ Rückenlage, beide Beine über dem Körper angewinkelt. Öffnen
Sie die Knie etwas weiter als die Breite Ihres Brustkorbes.

➤ Greifen Sie Ihre Fußsohlen von innen oder außen. Richten Sie die
Unterschenkel senkrecht aus, Füße genau über den Knien. ❶

➤ Ausatmend schieben Sie über einen sanften Druck Ihrer Hände
die Knie und die vorderen Oberschenkel seitlich neben den
Brustkorb in Richtung Boden.

➤ Während Sie mehr und mehr die Bauchdecke entspannen, lassen Sie das Kreuzbein zur Matte sinken.

➤ Streben Sie mit den Sitzbeinknochen zum unteren Mattenrand
und mit dem Scheitel zum oberen. Genießen Sie die Länge des
Rückens und das Erlebnis von Raum und Weite in der Taille.

➤ Verweilen Sie, so lange es Ihnen angenehm ist, in der Spinne.
Ein sanftes Wiegen von Seite zu Seite kann den Körper ein-
laden, immer mehr loszulassen.

YogaPilates – das bringt Ihnen die Verbindung

Üben Sie in gehaltenen Asanas wie der Spinne das Nachgeben,
akzeptieren Sie die Dinge, wie sie sind, spielen Sie wie ein
glückliches Baby mit Ihren Füßen und lassen Sie Ihre Rückseite sinken. Auch die Pilates-Zentrierung gelingt mit dieser
Lockerheit und der bewussten Entspannung.

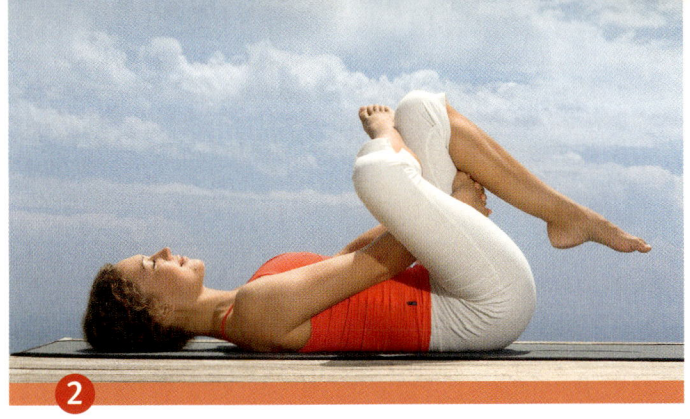

Wiege

➤ Sie beginnen in Rückenlage, Füße aufgestellt. Legen Sie den Außenknöchel des rechten Fußes auf den linken Oberschenkel. Ausatmend lenken Sie die Bauchdecke zur Wirbelsäule und heben die Beine an.

➤ Umgreifen Sie mit beiden Händen den linken Oberschenkel. Führen Sie die rechte Hand dabei durch die Beine hindurch.

➤ Ziehen Sie das linke Bein behutsam zum Oberkörper. Drehen Sie gleichzeitig das rechte Bein aus und dehnen Sie es vom Oberkörper weg. ❷

➤ Halten Sie das rechte Fußgelenk stabil, um die Hüfte effektiver zu dehnen und die Bänder des Sprunggelenkes zu schützen.

➤ Verweilen Sie für mehrere Atemzüge in der Wiege. Verlängern Sie mehr und mehr die Ausatmung und erlauben Sie allen Verspannungen zu schmelzen.

➤ Üben Sie dann zur anderen Seite.

) WAS DIESE
) ÜBUNG
BEWIRKT

● Dehnt sehr sanft die tiefe Hüftmuskulatur.
● Weitet den Beckenraum.
● Entlastet den unteren Rücken.

YogaPilates – das bringt Ihnen die Verbindung

Im Pilates wird mit einer kraftvollen Spannung in der Körpermitte geübt, wofür oft eine entspannte Gesäßmuskulatur nötig ist. Die Wiege verbessert diese muskuläre Koordination. Sie löst Enge und Verspanntheit und lässt zudem die Emotionen, die oft im Becken festsitzen, wieder fließen.

● Dehnt die Oberschenkel- und Hüftaußenseiten.

● Löst blockierte Wirbel.

● Harmonisiert beide Körperseiten.

● Vertieft die Atmung.

● Hat ausgleichende Wirkungen auf die inneren Organe.

Gedrehter Adler

➤ In Rückenlage breiten Sie beide Arme etwas unterhalb der Schultern seitlich aus und strecken beide Beine senkrecht nach oben zur Decke. ❶

➤ Legen Sie den linken Oberschenkel so weit wie möglich über den rechten. Beugen Sie das rechte Knie. Und schlingen Sie das linke Bein um das rechte, bis sich der Fuß an die rechte Wade schmiegt. ❷

➤ Stellen Sie den rechten Fuß vor dem Becken auf. ❸

➤ Drücken Sie den rechten Fuß sanft auf die Unterlage, um das Becken anzuheben und etwas weiter nach links zu legen.

➤ Lassen Sie die gekreuzten Beine nach rechts sinken.

➤ Heben Sie den Kopf minimal an, drehen Sie ihn nach links und legen Sie ihn wieder ab. Mit der Vorstellung, dass das linke Ohr schwer geworden ist, sinkt der Kopf entspannt tiefer in die Rotation. ❹

➤ Verweilen Sie mit tiefen Atemzügen im Gedrehten Adler. Lenken Sie Ihre Aufmerksamkeit auf das untere Ende der Wirbel-

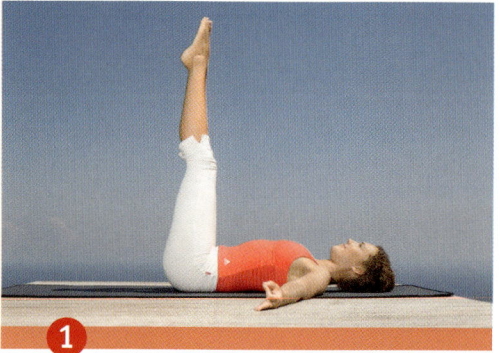

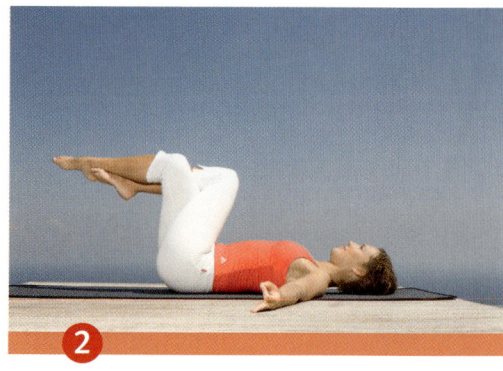

säule und wandern Sie gedanklich an ihrer Innenseite nach oben. Jeder Ihrer Wirbel begleitet diese harmonisierende Drehung. Genießen Sie es, in die Dehnung hineinzugleiten und sich sinken zu lassen. Das Loslassen macht Ihren Körper angenehm weich und flexibel.

➤ Um das Asana zu verlassen, rollen Sie sich auf den Rücken, drehen den Kopf wieder nach oben, geben etwas Druck auf den rechten Fuß, um das Becken in die Mitte der Matte zu legen. Stellen Sie den linken Fuß neben den rechten.

➤ Wiederholen Sie die Dehnung zur anderen Seite.

TIPP

➤ Unterlagern Sie die seitlich abgelegten Knie mit einem Kissen, um das gesamte Gewicht der Beine abgeben zu können und die Dehnung der Muskulatur zu vertiefen.

YogaPilates – das bringt Ihnen die Verbindung

Pilates konzentriert sich sehr auf die tief liegende Rückenmuskulatur. Die dehnende Rotation in Asanas, bei denen man die Wirbelsäule seitlich dreht, ist eine ebenso effektive wie sinnvolle Ergänzung dazu.

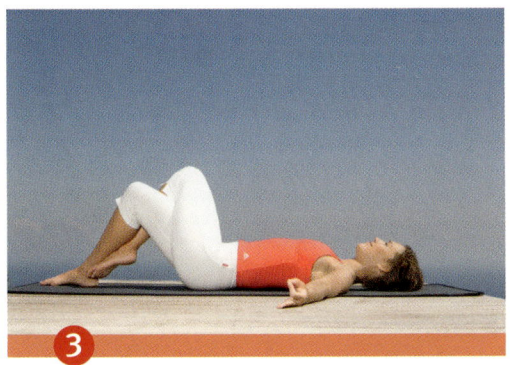

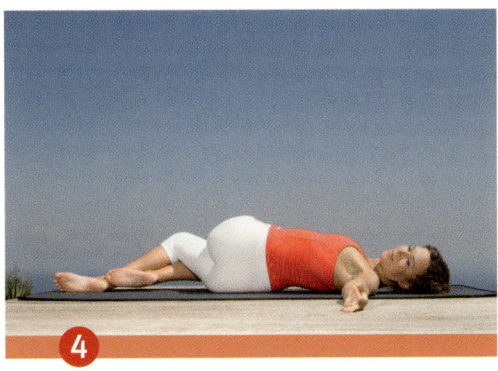

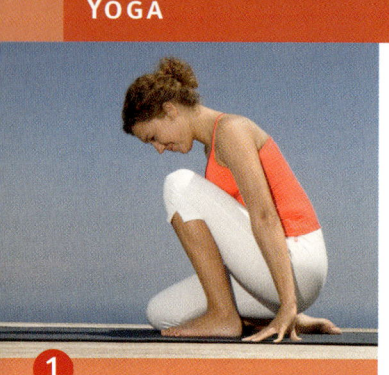
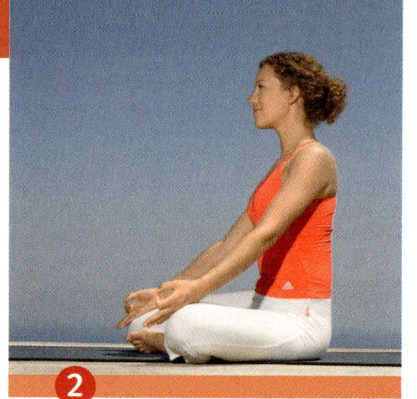
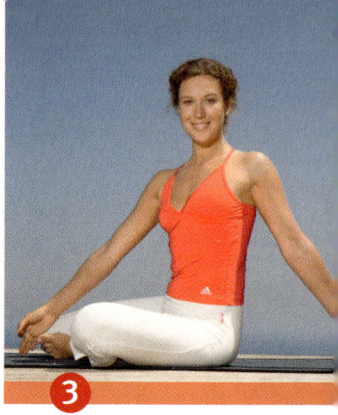

Gedrehte Schildkröte

➤ Aus dem Fersensitz stellen Sie den linken Fuß dicht neben das rechte Knie und legen den Unterschenkel etwas nach außen. ❶

➤ Schieben Sie das Becken ausatmend zurück, setzen Sie sich links neben den rechten Unterschenkel. Legen Sie die linke Fußsohle an den rechten Oberschenkel und lassen Sie das linke Knie nach außen gleiten. Mit der folgenden Einatmung richten Sie die Wirbelsäule Wirbel für Wirbel lang auf. ❷

➤ Ausatmend drehen Sie den Rücken von der Basis der Wirbelsäule beginnend zur linken Seite – wie eine Spirale über die gesamte Länge. Die Schultern streben nach außen und unten. ❸

➤ Legen Sie den rechten Handrücken an die Außenseite des linken Oberschenkels. Wachsen Sie mit jeder Einatmung nach oben über sich hinaus und drehen Sie sich ausatmend von innen heraus weiter in die Dehnung.

➤ Verweilen Sie in der Rotation und wechseln Sie dann die Seite.

YogaPilates – das bringt Ihnen die Verbindung

Sie lenken Ihren Blick nach innen, um Ihre innere Wahrnehmung zu entfalten – wie eine Schildkröte, die sich in ihren Panzer zurückzieht. Aus dieser bewusst gewählten Einkehr erwächst eine Ruhe, mit der Sie Ihren Alltag und auch Ihr Pilates-Training entspannter wahrnehmen und gestalten können.

Entspannung für die Beine

➤ Legen Sie Ihre Yoga-Matte direkt an die Wand.
Bringen Sie in Seitenlage das Gesäß dicht an
die Vertikale.

➤ Rollen Sie auf den Rücken, strecken Sie beide
Beine senkrecht an der Wand nach oben. Ihr
Gesäß bleibt mit ihr in Kontakt. Die Beine lehnen
sich entspannt an.

➤ Finden Sie für die Arme eine angenehme Position,
so dass beide Schultern schwer und gelöst auf die
Matte sinken können. Legen Sie Daumen und Zeigefingerspitzen beider Hände behutsam zusammen zum
Jnana-Mudra (Seite 34). ❹

➤ Lassen Sie Kopf, Schultern, Rücken und Becken tiefer und tiefer auf die Matte sinken und lauschen Sie Ihrer Atmung, die
ruhiger wird. Genießen Sie die veränderte Perspektive in dieser Umkehrhaltung.

➤ Um die Haltung zu verlassen, lösen Sie die Beine von der Wand
und rollen sich wieder auf die Seite.

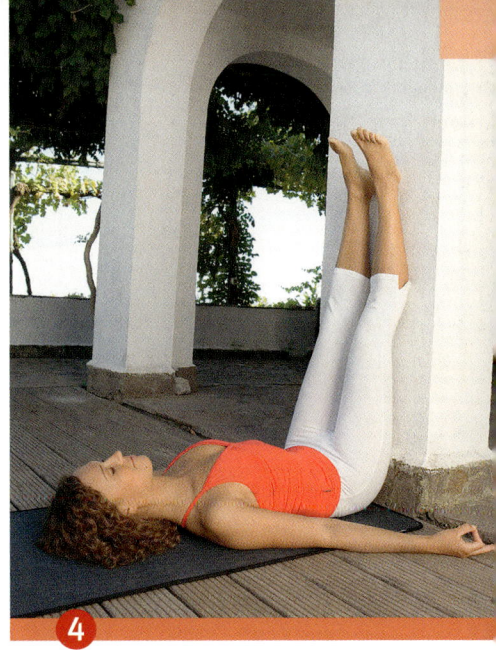

**WAS DIESE
ÜBUNG
BEWIRKT**

● Fördert sanft den venösen
Rückstrom.

● Erholt und beruhigt.

YogaPilates – das bringt Ihnen die Verbindung

Diese Umkehrhaltung gilt in vielen Yoga-Traditionen als die
kraftvollste von allen. Wenn Sie aus Zeitgründen mal auf
Ihre Yoga-Praxis verzichten müssen, empfehlen einige
Meister, einfach nur dieses eine Asana zu praktizieren. Die
entlastende Entspannung macht es Ihnen auch leichter, dem
hohen Anspruch an die Konzentration bei Pilates-Übungen
gerecht zu werden.

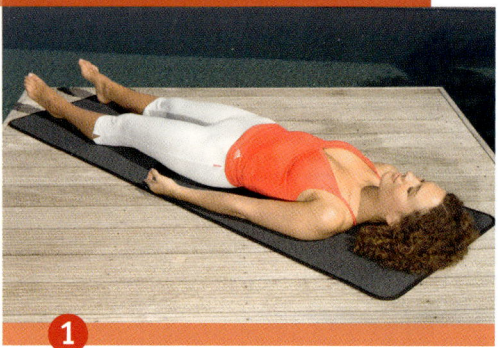

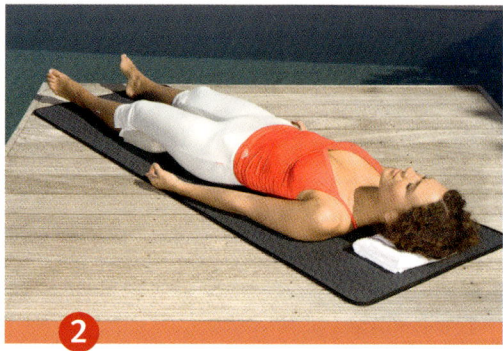

Liegende Entspannung

➤ Legen Sie sich auf den Rücken, die Füße fallen leicht auseinander. Lassen Sie beide Beine schwer und gelöst auf die Matte sinken. Die Arme sind etwas vom Körper entfernt, die Handinnenflächen zeigen nach oben, so dass sich auch die Schultern bequem auf der Unterlage ausbreiten können. ❶

➤ Wenn es für Sie angenehmer ist, unterlagern Sie den Kopf oder auch die Kniekehlen mit einem Kissen oder Polster. ❷

➤ Schließen Sie die Augen. Lassen Sie sich mit dem Ausatem noch tiefer sinken, bis ein Gefühl des Getragenseins entsteht.

➤ Beobachten Sie, wie der Atem ruhiger und ruhiger wird.

➤ Ihr Körper ist unbewegt, auch der Geist wird ruhig, Sie ziehen ihn zurück in seinen Ruheraum, in die Mitte des Schädels. Jeden aufkommenden Gedanken lassen Sie einfach vorbeiziehen.

➤ Um die Entspannung zu beenden, vertiefen Sie Ihren Atem. Beginnen Sie sanft Finger, Zehen und Füße zu bewegen. Rollen Sie sich auf eine Seite und kommen Sie zum Sitzen.

YogaPilates – das bringt Ihnen die Verbindung

Entspannung bedeutet, überflüssige Spannung loszulassen. Daraus resultiert eine bessere Muskel- und Gehirntätigkeit, die einen konzentrierten Bewegungsfluss ermöglicht – für Yoga, Pilates und den Alltag gleichermaßen gut.

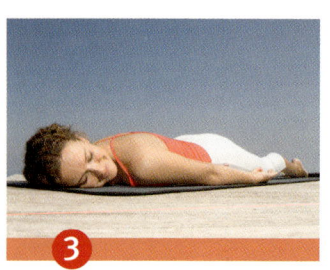

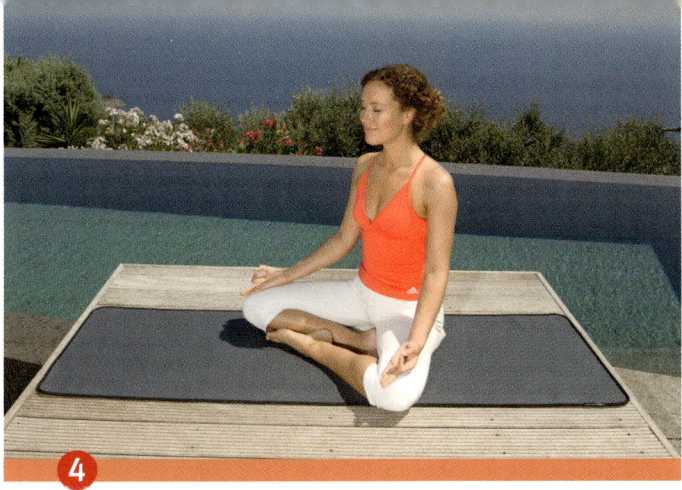

Herzmeditation

➤ Setzen Sie sich mit gekreuzten Beinen auf ein Kissen. Die Hände ruhen auf den Oberschenkeln, Daumen und Zeigefingerspitzen berühren sich im Jnana-Mudra (Seite 34). ❹

➤ Lenken Sie Ihre Aufmerksamkeit zu Ihrem Herzraum. Nehmen Sie hier die weichen und zarten Atembewegungen wahr. Verbinden Sie sich mit den Qualitäten, die in Ihrem Herzen wohnen: Freude, Mitgefühl, Güte, Liebe ... Tauchen Sie ein in die Energien, die im Inneren Ihres Herzens schwingen. Lassen Sie sich mehr und mehr erfüllen von Ihrer Herzensenergie.

➤ Bleiben Sie in dieser innigen Verbindung zu Ihrem Herzen, wenn Sie nach ein paar Minuten langsam aus der Meditation zurückkehren.

➤ Schließen Sie zum Abschluss die Hände im Anjali-Mudra (Seite 35) vor Ihrer Brust.

) WAS DIESE
ÜBUNG
BEWIRKT

● Meditation verändert die Gehirnströme nachhaltig auf positive Weise. Das ist nicht nur subjektiv fühlbar, sondern mittlerweile auch wissenschaftlich nachgewiesen.

YogaPilates – das bringt Ihnen die Verbindung

Meditation ist die stille Reise nach innen, die Besinnung auf sich selbst, sie geht also weit über die Pilates-Konzentration hinaus. Dennoch sind Körperübungen die ideale Vorbereitung auf ein tiefgreifendes Meditationserlebnis.

Sachregister

Bücher, DVDs und Adressen, die weiterhelfen

Bücher

Bimbi-Dresp, Michaela: *Das große Pilates-Buch*, GRÄFE UND UNZER VERLAG

Bloss, Hans/Wolff, Christiane/Bloss, Christopher: *Gesund mit Pilates*, Knaur Verlag

Brechtefeld, Britta/Weiler, Ute: *Bodymotion – Pilates in Perfektion*, Haug Verlag

Kuhnert, Christin: *Superbody mit Pilates*, GRÄFE UND UNZER VERLAG

Trökes, Anna: *Das große Yogabuch*, GRÄFE UND UNZER VERLAG

Trökes, Anna: *Yoga für den Rücken*, mit DVD, GRÄFE UND UNZER VERLAG

Trökes, Anna: *Yoga – mehr Energie und Ruhe*, mit CD, GRÄFE UND UNZER VERLAG

Wolff, Christiane: *Chakra-Energie*, Knaur Verlag

Wolff, Christiane: *Mehr Körperbalance mit Floor-Pilates*, Knaur Verlag

Wolff, Christiane: *Pilates für Schulter, Nacken und Rücken*, Knaur Verlag

Wolff, Christiane: *Yoga des Herzens*, Knaur Verlag

DVD

Wolff, Christiane: *Yoga Jetzt*, Unit Production Media Company

Internet-Adressen

Die Angebote der Autorin finden Sie unter: www.christiane-wolff.de

Eine Liste qualifizierter Pilates-LehrerInnen gibt es hier: www.deutscher-Pilates-Verband.de

Informationen über Pilates-Ausbildungen erhalten Sie unter: www.pilates-bodymotion.de

Qualifizierte YogalehrerInnen in Ihrer Nähe: www.bdy.de; www.yoga.de; www.syg.ch

Eine Liste qualifizierter TriYoga-LehrerInnen finden Sie unter: www.triyoga.com

TriYoga-Schulen lassen sich auf diesen Seiten finden:

Attersee: www.triyoga-center.com

Berlin: www.triyoga-akademie.de

Bern: www.triyogawave.ch

Königstein: www.triyoga-center.de

München: www.triyogaflows.de

Zürich: www.triyoga.ch

Mein herzlicher Dank …

… gilt vor allem Kali Ray, der Meisterin des TriYoga®. Nach langjähriger Erfahrung hat mich ihr Yoga-Stil tief berührt. Die wundervollen Flows, das schlüssige System und der philosophische Hintergrund haben mein persönliches Yoga, meine therapeutische Arbeit und meinen Unterricht entscheidend inspiriert. In den Flows, die dieses Buch vorstellt, verbindet sich die kraftvolle, maskuline Qualität der Methode von Joseph Hubertus Pilates mit dem femininen Yoga-Stil einer lebenden Meisterin. Mein Dank gilt ebenfalls allen TriYoga-Teachers, die mich auf einfühlsame Weise mit dem Tri-Yoga-System vertraut gemacht haben und bei denen ich so viel lernen durfte.

Christiane Wolff

Lust zum Üben

Übungsmethoden mit hochwertiger DVD oder Audio-CD

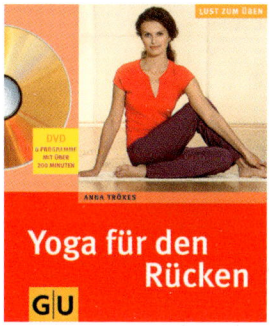

ISBN 978-3-8338-1006-0
80 Seiten

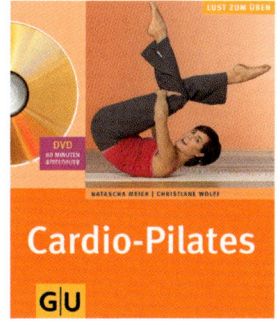

ISBN 978-3-8338-1032-9
80 Seiten

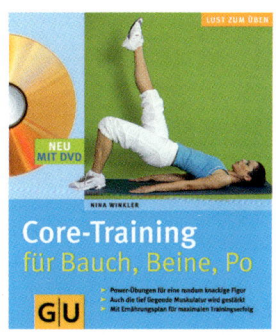

ISBN 978-3-8338-0833-3
80 Seiten

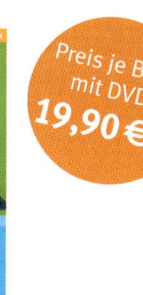
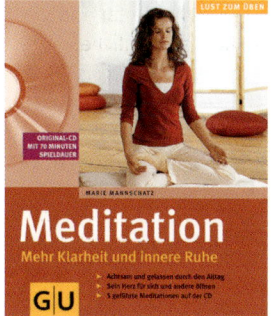

ISBN 978-3-7742-6836-4
80 Seiten

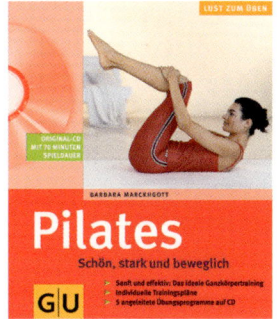

ISBN 978-3-7742-7729-8
80 Seiten

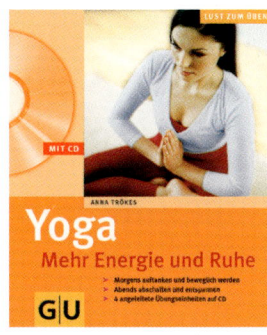

ISBN 978-3-7742-4787-1
80 Seiten

Änderungen und Irrtum vorbehalten.

Das macht sie so besonders:

Kurz und bündig – die wichtigsten Grundlagen

Exakt und ausführlich – die Übungsanleitungen

Motivierend – der Privatlehrer auf DVD oder Audio-CD

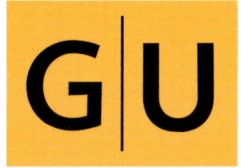

Willkommen im Leben.

Impressum

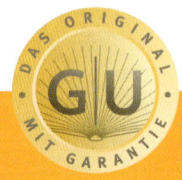

Programmleitung:
    Ulrich Ehrlenspiel
Redaktion: Anja Schmidt
Lektorat: Diane Zilliges
Herstellung: Markus Plötz
Umschlaggestaltung und
    Innenlayout: independent
    Medien-Design, Claudia
    Ehrl, Claudia Hautkappe
Satz: Filmsatz Schröter,
    München
Lithos: Repro Ludwig,
    Zell am See
Druck und Bindung:
    Print Consult, München

ISBN 978-3-8338-1517-1

1. Auflage 2009

Bildnachweis
Fotoproduktion:
    Kay Blaschke, München

DVD
Produziert von Unit Production
    Media Company, Heidelberg

Die **GU-Homepage** finden Sie
unter **www.gu-online.de**

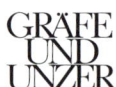

GRÄFE
UND
UNZER

Ein Unternehmen der
GANSKE VERLAGSGRUPPE